Volker Hundt

Krankheit ist kein Zufall
Gesundheit ist planbar
Oder: Wie werde ich gesund alt

Volker Hundt

Krankheit ist kein Zufall Gesundheit ist planbar

Oder: Wie werde ich gesund alt?

Rediroma-Verlag

Bibliografische Information der Deutschen Nationalbibliothek:
Die Deutsche Nationalbibliothek verzeichnet diese Publikation in der Deutschen Nationalbibliografie; detaillierte bibliografische Daten sind im Internet über http://portal.dnb.de abrufbar.

ISBN 978-3-96103-891-6

Umschlagillustration: Jacob Lund (shutterstock.com)

www.rediroma-verlag.de
10,95 Euro (D)

Vorwort

Der Inhalt dieses Buches entspringt dem in vielen Stunden erworbenen Wissen eines medizinischen Laien. Mir ist bewusst, dass kaum ein Thema in unserem Leben so auf die Unterordnung vor Autoritäten ausgerichtet ist wie die Gesundheit. Der Arzt ist derjenige, der heilt, so wachsen wir auf, das verinnerlichen wir. Dabei haben wir offenbar völlig vergessen, dass wir es sind, die Menschen, die letztendlich die Verantwortung für unseren eigenen Körper übernehmen müssen. Ich habe das für mich beschlossen.

Die im Nachfolgenden ausgeführten Tipps und Informationen sind Dinge, die ich zum großen Teil an mir selbst anwende und von deren Wirksamkeit ich zutiefst überzeugt bin. Es sind jedoch keine ärztlichen Empfehlungen, sodass der Leser selbst entscheiden muss, ob er die von mir aufgezeigten Lösungsmöglichkeiten für gesundheitliche Probleme für sich selbst anwenden möchte. Natürlich handelt es sich bei den im nachfolgenden aufgezeigten Lösungen nur um einen kleinen Ausschnitt aus dem riesigen Angebot an alternativen Möglichkeiten, seine Gesundheit zu erhalten. Die nachfolgenden Zeilen sind ein Versuch, in komprimierter Form die wesentlichen Dinge für den Erhalt der eigenen Gesundheit zusammenzufassen. Es geht um Dinge die weder teuer noch aufwendig sind und die jeder an sich selbst anwenden kann.

Der Antrieb diese Zeilen zu schreiben entstand in mir bei der Frage: **Wie alt will ich werden und wie will ich alt werden?**

Ich habe mir die Frage gestellt, was im Leben wirklich wichtig ist. Ist es das neue Auto, das große Haus, der nächste Urlaub – nein, es ist die Gesundheit. Denn ohne Gesundheit ist alles nichts.

Wir müssen die Gesundheit in das Zentrum unserer Aufmerksamkeit stellen. Wir müssen erkennen, dass Krankheit kein Naturgesetz, sondern eine Mangelerscheinung ist, die zu negativen Auswirkungen auf unseren Körper führt. Deshalb muss es doch das Ziel eines Menschen sein, Krankheit zu verhindern, anstatt sie langwierig und oft mit viel Leiden verbunden zu heilen. Trotz allem müssen wir natürlich anerkennen, dass es im Leben keine Vollkaskoversicherung gibt – auch für eine immer währende Gesundheit nicht. Ich behaupte aber, dass so gut wie jeder das Risiko, das die Krankheit ihn erwischt, in absolut erheblichem Umfang reduzieren kann – und das ist doch auch schon mal etwas. Und ist es nicht jede Mühe wert, dieses Ziel zu erreichen?

Das Geheimnis der Medizin besteht darin, den Patienten abzulenken, während die Natur sich selber hilft.

Voltaire (französischer Philosoph)

Inhalt

1. Systemkritik

Warum ist es nötig, dieses Buch zu schreiben? Gibt es nicht schon tausende Schriften, die uns erklären, was wir zu essen haben, wie wir leben sollen und ob unser Gesundheitssystem das Richtige ist. Ich möchte auf den folgenden Seiten versuchen, aus der Sicht eines Nichtmediziners darzustellen, was jeder selbst tun kann und welche Stoffe es gibt, um das, was ein jeder von uns als das Wichtigste im Leben betrachten sollte – die eigene Gesundheit – zu verbessern. Hier stellt sich für mich die Frage, wie es möglich ist, dass in einer Wissensgesellschaft wie der unseren, mit einem nie da gewesenen Wohlstand, die Anzahl der Krankschreibungen unaufhörlich steigt. Wie ist es möglich, dass trotz immer modernerer Apparatemedizin, trotz mit Früchten und Gemüse überfüllten Supermarktregalen, trotz Impfungen und Vorsorgeuntersuchungen, trotz immensen Forschungsausgaben der Pharmaindustrie die Lebensdauer der Menschen zwar steigt, die Anzahl der Gesundheitsjahre, das heißt, der Jahre, die ein Mensch ohne Krankheit verbringt, aber abnimmt. Hierzu ein paar erschreckende Zahlen:

Je nach Bundesland leiden 28% bis 43% der Bürger der Bundesrepublik an Bluthochdruck. 43% der Frauen und 51% der Männer erkranken im Laufe ihres Lebens an Krebs, Tendenz steigend. Die Gesundheitskosten für die drei häufigsten Krankheiten, Krebs, Kreislauferkrankungen und psychische Erkrankungen belaufen sich auf 23 Mrd. / 46 Mrd. / 44 Mrd. Euro, also zusammen 113 Mrd. Euro(1). 2013 gab es 482.500 neue Krebserkrankungen, fast doppelt so viel wie 1970 (2). Die Entwicklung perkutaner, koronarer Interventionen (Beseitigung von Engstellen in Herzkranzgefäßen mittels Ballonkatheter oder Implantation von Stents, nahmen von 1990 – 2007 (alte Länder) von ca. 500-1000 Fällen pro einer Million Einwohner auf 3000-5500 Fälle zu und versechsfachte sich somit (3). Dazu stellte Hubert Jost, Steuerberater, folgendes fest:

Der medizinische Fortschritt wächst rasant und mit ihm auch der Krankenstand

Doch was ist nun das Problem, dass wir immer älter, aber auch kranker werden? Was führt dazu, dass es anscheinend nicht gelingt, für schwerwiegende Erkrankungen wie Krebs Strategien, Mittel und Methoden zu entwickeln, die dazu führen, dass ihnen der Schrecken genommen wird? Weshalb leiden heute immer mehr Menschen an Herz-/Kreislauferkrankungen, Diabetes oder psychischen Störungen? Gibt es bis heute keine Alternativen zu Chemotherapie, Bestrahlungen, Operationen oder Tabletten? Welche Rolle spielen unsere Politiker bei der Verbesserung unseres Gesundheitssystems? Welche Rolle spielt die Pharmaindustrie oder die mit dem Gesundheitssystem verbundenen Organisationen? Viele Fragen – keine einfachen Antworten.

Fest steht, wir werden immer älter und das bedingt natürlich auch einen Anstieg bestimmter degenerativer Erkrankungen. Doch müssen wir uns die Frage stellen, ob es nicht zwei Dinge sind, die einen nicht unerheblichen Anteil an den enormen Krankenständen in der westlichen Welt haben. Es ist unsere westliche Lebensweise und die Organisation unseres Gesundheitssystems. Im Nachfolgenden möchte ich versuchen, meine These zu belegen.

Unser Gesundheitswesen ist ein ziemlich komplexes System aus Krankenkassen, Kassenärztlicher Vereinigung, Krankenhausgesellschaft, Ärzten, öffentlichem Gesundheitsdienst, nichtärztlichen Heilberufen, Forschung und Gesundheitslehre, Patientenorganisationen, der Politik als Gesetzgeber sowie der Pharmaindustrie – in dessen Zentrum der Patient steht. Dadurch entsteht ein System aus gegenseitigen Beziehungen, Abhängigkeiten und finanziellen Interessen, die in diesem System unvermeidlich sind und nicht in jedem Fall den Interessen des Patienten entspricht. Was meine ich damit. Im Nachfolgenden einige Beispiele zur Veranschaulichung:

Zu allen Zeiten sind der Entwicklung der Medizin hauptsächlich zwei Hindernisse in den Weg getreten: die Autoritäten und die Systeme.

Rudolf Virchow

Interview mit Horst Seehofer, ehemaliger Bundesgesundheitsminister zur gescheiterten Positivliste überflüssiger Medikamente:

Reporter: Heißt das, dass der Druck der Pharmalobby gegen die Politik so groß war?

Seehofer: Ja, das ist so, seit 30 Jahren bis zur Stunde, dass sinnvolle strukturelle Veränderungen auch im Sinne von mehr sozialer Marktwirtschaft, im deutschen Gesundheitswesen nicht möglich sind, wegen des Widerstandes der Lobbyverbände.

Reporter: Es kann doch nicht sein, dass die Industrie stärker ist, als die Politik, die Politik muss doch sagen, so geht es nicht.

Seehofer (grinst): Ich kann ihnen da nicht widersprechen. (4)

Anmerkung: Soviel erfrischende Ehrlichkeit eines Politikers ist doch erstaunlich und doch so deprimierend, hält sie uns doch die Machtlosigkeit der Politik gegenüber der Industrie vor Augen.

„Wir wissen, dass DMSO ein Jahrhundertmittel ist, doch es hat für uns keinen Wert."

Zitat des Dachverbandes der US-Pharmaindustrie

An diesem Beispiel wird deutlich, dass nicht patentierbare Stoffe aus finanzieller Sicht für die Pharmaindustrie keine Bedeutung haben. Dass sie eventuell vielen Menschen günstig helfen könnten, spielt dabei scheinbar keine Rolle.

Dr. Johanna Budwig, war eine der bedeutendsten Forscherinnen der Nachkriegszeit, die sich besondere Verdienste in der Fettforschung erworben hat. Für ihre Leistungen wurde sie 1997 für den Nobelpreis vorgeschlagen.

Hier ein kurzer Abriss ihres Forscherlebens:

Ab 1951 arbeitete sie bei Prof. Kaufmann im chemischen Landesuntersuchungsamt. Schwerpunkte ihrer Forschung waren die Zellatmung, Tumorwachstum sowie die Fettforschung. Ihre Vorbilder waren Prof. Hermann von Helmholz, O.W. Mayerhoff, Prof. Otto Warburg sowie Louis de Broglie. Bei ihrer Forschung am Fettstoffwechsel erkannte sie die Bedeutung mehrfach ungesättigter Fettsäuren für die Sauerstoffversorgung der Zellen. Ab 1951 war sie Obergutachterin für Arzneimittel und Fette und arbeitete für das Bundesinstitut für Fettforschung. Ihr gelang der Nachweis, dass Transfette schädigenden Einfluss auf die Zellatmung haben, was eine Tumorentstehung fördert. Sie setzte sich öffentlich dafür ein, dass Margarine als Nahrungsmittel durch den Gehalt an Transfettsäuren schädigend ist. Daraufhin wurde sie von der Industrie mit Klagen überzogen, die sie allesamt gewann, weil ihre wissenschaftlichen Erkenntnisse nicht angreifbar waren. Schließlich wurde Druck auf Prof. Kaufmann ausgeübt, sich von Johanna Budwig zu trennen, obwohl er sie als Forscherin hoch schätzte.

Schließlich verließ sie das Institut obwohl Prof. Kaufmann ihr als Kompensation eine Apotheke anbot, was Dr. Budwig ablehnte. 1957 beschrieb Dr. Budwig die Aussagen der Ärzte auf einem Kongress in Oxford folgendermaßen:

„Die Umstellung des Organismus und Besserung der Symptome sind bei einer Änderung der Nahrungsfette so evident, so schnell wirksam, wie wir es sonst selbst bei Medikamenten nicht gewohnt sind. Es muss durch den Mangel eine Blockierung im Organismus vorliegen, die in dem Moment verschwindet, in dem die ungesättigten Fette gegeben werden." (5)

Bis zu ihrem Tod arbeitete Dr. Budwig als Heilpraktikerin und half vielen Menschen bei der Überwindung schwerer Krankheiten mit Hilfe ihrer „Öl- Eiweiß Diät", die auch heute noch vielen kranken Menschen helfen könnte, aber medial in der Versenkung verschwunden ist. Es ist Lothar Hirneise zu danken, der Dr. Budwig noch persönlich kannte und ihre Öl- Eiweiß Diät auch heute noch mit großem

Erfolg in seinem 3-E-Programm an Krebspatienten anwendet.

Dr. Budwig ist ein Paradebeispiel für fähige, unbequeme Wissenschaftler, die bahnbrechende Forschungsergebnisse erzielen, die aber wirtschaftlichen Interessen der Industrie entgegenstehen und somit solange bekämpfte werden, bis sie in der Versenkung verschwinden. Die Interessen der Menschen spielen in diesem Zusammenhang keine Rolle. immerhin, im Jahre 2012 wurde eine Leitlinie zur Minimierung von Transfettsäuren in Lebensmitteln zwischen der Lebensmittelwirtschaft und dem Bundesministerium für Ernährung beschlossen – 60 Jahre, nachdem Dr. Budwig die Schädlichkeit von Transfettsäuren nachweisen konnte – was für ein Trauerspiel.

Dr. Raymond Rife war einer der genialsten Erfinder des vergangenen Jahrhunderts, der zahlreiche neue Technologien in der Optik und Elektronik entwickelte. 1920 begann er mit seinen Forschungen und fand heraus, dass jede Krankheit bestimmte elektrische Eigenschaften besitzt. 1922 begann er mit seiner Krebsforschung und es dauerte zehn Jahre, bis er in der Lage war, das VX-Virus, einen Krebsmikroorganismus, zu isolieren. 1923 entwickelte er ein Universalmikroskop mit 60.000-facher Vergrößerung, das ihn in die Lage versetzte, erstmals Viren erkennen zu können. Nach weiteren Forschungen konnte er Schwingungen einzelner Organismen bestimmen, da jede Mikrobe eine Eigenfrequenz hat und darauf reagiert. Durch die Erhöhung der Eigenschwingungen wurden die Organismen überreizt und nur die gewünschten Organismen zerstört.

Jetzt brachte er das VX-Virus in 400 Laborratten ein und erzeugte damit Tumore, die er anschließend mit seiner Reif-Maschine wieder zerstörte. 1934 behandelte er im Auftrag der Universität Südkalifornien 16 Krebspatienten im Endstadium aus dem Pasadena County Hospital in seinem Labor in San Diego. Diese Patienten wurden nur mit der Rife-Maschine, die auf elektromagnetischen Frequenzen basiert, behandelt. Zwei Monate später waren 14 Patienten vollständig geheilt, die zwei restlichen sechs Wochen später. Damit erzielte Rife eine 100%ige Heilungsquote und das mit einer verhältnismäßig günstigen Behandlung.

Daraufhin meldete sich Morris Fishbein, Präsident der American Medical Association und Lobbyist der Pharmaindustrie bei Dr. Rife und wollte seine Maschine aufkaufen – Rife lehnte ab. Einige Zeit später brannte es bei Rife, die gesamten Unterlagen wurden vernichtet, Dr. Nemes, der mit Dr. Rife zusammenarbeitete verstarb bei dem Brand. Ein anderer Brand zerstörte auch das Burnett Labor, in dem Dr. Rife seine Versuche durchführte, die Maschine wurde zerstört. Dr. Milbank Johnson der über eine 10-jährige Erfahrung mit der Rife-Therapie verfügte, wurde vergiftet. Auch seine Unterlagen gingen „verloren“. Ärzte, die nach Rifes Methode behandelten, wurde unter Androhung des Lizenzverlustes verboten, die Behandlung weiterzuführen. Rifes Geräte wurden von der US-Arzneimittelzulassungbehörde FDA nicht zugelassen. Sein Labor wurde beschlagnahmt und er und seine Kollegen angeklagt. Rife flüchtete nach Mexico, kehrte Jahre später aber wieder in die USA zurück. 1971 verstarb er an einer Überdosis Valium in einem Krankenhaus in Grossmont.

Autor Barry Lynes schrieb in seinem Buch über Rife, dass seine Forschungsergebnisse durch den Einfluss der American Medical Association beseitigt wurden: Die American Cancer Society warf Lynes daraufhin vor, ein „Verschwörungstheoretiker" zu sein.

Der Fall von Raymond Rife führt uns mehr als deutlich vor Augen, dass herausragende Erfindungen, die das Potenzial haben, Krankheiten günstig und mit hoher Erfolgsquote zu bekämpfen, mit allen zur Verfügung stehenden Mitteln verhindert werden. Möglicherweise ist mit dem Verschwinden der Rife-Maschine eine Erfindung verhindert worden, die die Bekämpfung von Krebserkrankungen revolutioniert hätte und das zu niedrigen Kosten für das Gesundheitssystem.

Die Borax Verschwörung

Borax ist das Natriumsalz der schwachen Borsäure. Forschungsergebnisse legen nahe, dass Menschen 2 bis 5 mg Bor pro Tag benötigen. Der australische Osteopath und Naturheilkundler, Dr. Rex Newnham, erkrankte in den 1960er Jahren an Arthrose. Konventionelle Medizin schlug bei ihm nicht an. Da ihm aufgefallen war, dass die Pflanzen in der Umgebung starke Mineraliendefizite aufwiesen und er wusste, dass Bor den Kalziumstoffwechsel der Pflanzen unterstützt, beschloss er, versuchsweise 30 mg Borax täglich einzunehmen. Innerhalb von drei Wochen waren seine Schmerzen, Schwellungen und die Gelenksteifigkeit verschwunden. Begeistert von dem Ergebnis, wandte er sich an Gesundheitsbehörden und medizinische Hochschulen – doch niemand interessierte sich dafür. Schließlich ließ Newnham Boraxtabletten mit einer sicheren und wirksamen Dosis herstellen. Nur durch Mundpropaganda verkaufte er in den nächsten fünf Jahren 10.000 Tablettenflaschen pro Monat. Als er den Ansturm nicht mehr selbst bewältigen konnte, wandte er sich an einen Medikamentenhersteller, der die Vermarktung übernehmen sollte. Ihm wurde signalisiert, dass durch sein Mittel teure Medikamente verdrängt und die Gewinne der Pharma zurückgehen werden. Repräsentanten der Pharmaindustrie in den australischen Gesundheitsausschüssen konnten schließlich im Jahr 1981 eine Verordnung durchsetzen, die Bor und Borverbindungen für giftig erklärte. Newnham musste 1000 Dollar Strafe zahlen und die Verbreitung seines Arthrosemittels in Australien war wirkungsvoll gestoppt.

Warum wurde ein offenbar hochwirksames und noch dazu günstiges Mittel zur Bekämpfung von Arthrose verhindert? Warum wurden keine weiterführenden Studien durchgeführt, die die Wirksamkeit dieses Mittels bestätigen oder auch nicht? Warum geht man den Erkenntnissen Newnhams nicht nach, der herausfand, dass Böden durch massiven Einsatz von Dünger sehr wenig Bor enthalten. Beispielsweise auf Jamaika, wo 70% der Bevölkerung an Arthrose leiden. Während in der Stadt Carnavon in Australien Böden und Trinkwasser einen hohen Borgehalt aufweisen, aber nur 1% der Bevölkerung unter Arthrose leidet. Könnte es hier einen Zusammenhang zwischen Bor und Krankheit geben? Warum untersucht das niemand – vermutlich ist es finanziell einfach nicht lukrativ, sich mit einem relativ günstigen Mineral auseinanderzusetzen, das möglicherweise helfen könnte, eine weit verbreitete Volkskrankheit einfach und günstig zu heilen (6).

Jiaogulan, das Kraut der Unsterblichkeit

Jiaogulan wird in China seit mindestens dem 15. Jahrhundert als Heilpflanze verwendet. Auch in Japan und Thailand ist es bekannt. 1991 wurde Jiaogulan auf einer internationalen Konferenz für TCM (Traditionelle Chinesische Medizin) als eines der zehn wertvollsten Kräuter eingestuft. Doch worin besteht nun das Problem?

Naturheilkunde hat das Problem, dass es für sie und ihre Erzeugnisse keinen richtigen gesetzlichen Rahmen gib. Die Pharmaindustrie jedenfalls hat kein Interesse daran, dass es Heilmittel gibt, die man im Garten anbauen kann. Damit ist schlicht kein Geld zu verdienen. Als Jiaogulantee auf den Markt kam, sprachen sich die gesundheitlichen Wirkungen schnell herum. Trotzdem kann man diesen Tee nur noch mit dem Aufdruck „kein Lebensmittel“, „Badezusatz“ oder „Raumluftverbesserung“ kaufen. Wie konnte das passieren?

Kennen Sie die Novel Food Verordnung oder die Health Claims Verordnung? Im Moment fallen fast alle Naturheilmittel in die Lebensmittelschiene und werden als Nahrungsmittel Superfoods oder Ähnliches verkauft. Novel Food Art.1 Abs.2 EG Verordnung Nr. 258/97 ist ein Lebensmittel, das vor dem 15.05.1997 in der EG noch nicht in nennenswertem Umfang für den menschlichen Verzehr verwendet wurde, wenn es zusätzlich zu einer von vier Lebensmittelgruppen gehört. Diese sind technologisch (weiter) verarbeitete oder künstlich hergestellte Lebensmittel, zahlreiche natürliche Lebensmittel (Pilze, Pflanzen, Algen) oder aus denen isoliert wurden, z.B. hochgereinigte Extrakte aus solchen natürlichen Lebensmitteln. Das führt dazu, dass Vertreiber von Naturmitteln nachweisen müssen, dass diese vor 1997 in nennenswertem Umfang in der EU verkauft wurden. Dies ist ein aufwendiges und auch teures Verfahren, das sich Vertreiber von Naturstoffen, in der Regel kleine Unternehmen, nicht leisten können. Alternativ müssten in den Herkunftsländern dieser Naturmittel aufwendige und teure Studien über die Wirksamkeit dieser Naturstoffe erstellt werden. Solche Studien können sich jedoch nur die großen Pharmafirmen leisten und somit wird ein Marktdurchbruch solcher teilweise hochwirksamer Naturstoffe verhindert.

So kommt es, dass aus Jiaogulantee ein zulassungspflichtiges neuartiges Lebensmittel wird. Und das bei einem Heilmittel, das seit Jahrhunderten von Millionen Menschen genossen wird und das seine Verzehrsicherheit nachgewiesen hat.

Dazu kommt noch die „Health-Claims-Verordnung". Im Grund sinnvoll, denn sie verhindert, dass z.B. Hersteller auf zuckerhaltiger Limonade suggerieren, dass diese gesund ist. Allerdings trifft das Gesetz auch Naturheilmittel, denn laut Gesetz sind diese ja Lebensmittel. Also darf auf einer Packung Jiaogulantee nicht stehen, welchen gesundheitlichen Nutzen er hat und wie viele Verbraucher kaufen sich schon „Dufttee"? Man kann hier vermuten, dass die Vertreter der Pharmalobby sowohl bei der Erstellung der Novel Food Verordnung als auch bei der Health Claims Verordnung, ganze Arbeit geleistet haben. Ein ähnliches Schicksal traf im Übrigen auch den Zistrosetee, ein im Mittelmeerraum wachsender Strauch dessen Heilkraft gerade bei Erkältungen, Virusentzündungen stärker sein soll als bei Tamiflu, einem Wirkstoff der Pharmaindustrie – so etwas darf schließlich nicht sein.

Der Urzeit Code

Dies ist eine Methode, bei der Pflanzen und Fischeier einem statischen Hochspannungsfeld ausgesetzt werden. Dadurch entwickeln die Pflanzen und Fische die Eigenschaften ihrer Urformen. Forellenlaich wurde mit dieser Methode behandelt und es entwickelten sich robuste und schnell wachsende Forellen, die an die Urformen der Forellen erinnerten. So behandelter Mais hatte 7 bis 8 Kolben und war resistent gegen Schädlinge.

Die beiden Schweizer Forscher Heinz Schirch und Guido Ebner, beide bei der Firma Ciba Geigy (heute Novartis) angestellt, entwickelten im Jahr 1987 diese Methode. 1989 meldete Ciba Geigy ein Patent zu einem neuartigen Fischzuchtverfahren an. Ebner und Schürch gründeten die Firma Institute for Pharmaceutical Research, die später pleite ging. 1997 meldete Ebner ein weiteres Patent an. Dabei ging es um die Auswirkungen elektrostatischer Felder auf verschiedene Spezies (Kresse, Weizen, Mais, Farn) im Frühstadium, bei denen es durch das Feld zu einer Veränderung der Genexpressionsmuster der Morphologie sowie der Wachstumseffizienz kommen soll. Am 17.12.1988 stellte der bekannte Fernsehmoderator Kurt Felix in seiner Sendung „Supertreffer“ den Urzeit-Code als wissenschaftliche Sensation vor. Der Schweizer Autor Luc Bürgin hatte herausgefunden, dass an den Universitäten Mainz und Freiburg die Ergebnisse von Ebner und Schürch reproduziert werden konnten. Drei Professoren sollen zu diesen Ergebnissen stehen, darunter der Schweizer Nobelpreisträger Werner Arber. Wissenschaftlich durften weder Ebner noch Schürch ihre Ergebnisse publizieren. Das Patent hält Ciba Geigy unter Verschluss. Weiterhin veröffentlichte

Ciba Geigy eine Pressemitteilung, in der erklärt wurde, keine weiteren Forschungen zur Anwendung von Hochspannung bei Pflanzenzüchtung zu betreiben.

Dazu ein Zitat von Werner Arber: „Ich konnte die Versuchsreihen in der Ciba persönlich in Augenschein nehmen und war wirklich beeindruckt. Seither lässt mich der Gedanke daran nicht mehr los. Ich bin sicher: Irgendwann wird das jemand neu entdecken …“

Hatten wir hier eine Revolution in der Pflanzen- und Tierzüchtung auf dem Silbertablett serviert bekommen? Warum wurden die Forschungen nicht weitergeführt? Nein, es darf vermutlich nicht sein, was nicht sein soll. Es ist von einem Biotechnologie- und Pharmahersteller zu viel verlangt, eine Technologie zuzulassen, die zu einem geringeren Einsatz von Pestiziden, Wachstumshormonen, Fungiziden und Antibiotika in der Tier und Pflanzenzucht und damit zu gesünderen Menschen führen könnte.

Die Einflüsterer der Republik

„Parallel dazu organisierten Interessenvertreter im Bundestag und Gesundheitsministerium die Förderung der privaten Krankenversicherung und der Pharmaindustrie. Die einen können künftig Gutverdiener noch leichter von den gesetzlichen Krankenkassen abwerben und erhalten ein Monopol auf den Abschluss von Zusatzversicherungen. Die anderen dürfen weiter für nutzlose, aber vermeintlich innovative Medikamente Mondpreise kassieren, weil die gerade erst eingeführte unabhängige Bewertung von deren Kosten und Nutzen weitgehend abgeschafft wird. Die entsprechende Regierungsverordnung übernahm gleich ganze

Passagen aus einem Entwurf, den die Pharmahersteller praktischerweise zugeliefert hatte."

Dumm nur, dass dies zu Zeiten der SPD-Beteiligung an der Regierung kaum anders war. Auch die Regierung Schröder ließ sich von der Pharmalobby die lange geplante Positivliste für Medikamente abhandeln, die den Beitragszahlern viele Milliarden Euro erspart hätte. (7)

Informationspolitik der Pharmaindustrie

Zitat aus „Berliner Ärzte"

„Mehr Desinformation als Information" und weiter „40% der Industriestudien sind manipuliert. In den USA wurden zwischen 2003 und 2005 neun Firmen zusammen mit 2,4 Mrd. Dollar wegen nachgewiesener Falschaussagen bestraft."

Ich finde es erschreckend, mit welcher Dreistigkeit hier mit der Gesundheit von Menschen gespielt wird, um maximale Profite zu erwirtschaften. Es ist allgemein bekannt, dass ein nicht unerheblicher Teil der Studien der Pharmaindustrie auch in Europa erst gar nicht veröffentlicht wird – man könnte vermuten, dass Ergebnisse nicht ins Bild passen. (8) Ist das alles eine Verschwörungstheorie? Mitnichten, selbst Professor Wolf-Dieter Ludwig, Vorsitzender der Arzneimittelkommission der deutschen Ärzteschaft, beklagt öffentlich, dass es in Deutschland praktisch keine pharmaunabhängigen Studien mehr gebe und dass die Pharmaindustrie dabei durchaus Einfluss auf die Ergebnisse der Studien nehme. Leider wird dieser Zustand in den allgemeinen Mainstreammedien weitgehend verschwiegen. Schlimmer noch, wird die Wirkung alternativer Heilmethoden und Mittel immer wieder mit dem Argument fehlender Nachweise von Studien angezweifelt. Dabei werden oftmals durchaus vor allem im asiatischen Raum vorhandene Studien ignoriert und in Europa keine Studien durchgeführt, da die finanziellen Mittel für solche Studien nicht vorhanden sind und die Pharmaindustrie natürlich keinerlei Interesse daran hat, womöglich positive Studien über billige, nicht patentierbare natürliche Stoffe zu erstellen, die ihren eigenen Produkten Konkurrenz machen würden. Eine durchaus nachvollziehbare Haltung, nur müssten hier die Staaten finanzielle Mittel für solche Studien zur Verfügung stellen, nur fehlt dafür scheinbar der politische Wille – ein Trauerspiel.

Die Zucker-Verschwörung

1972 veröffentlichte John Yudkin sein Buch „Pure, White and Deadly“. Darin wies er auf den schädlichen Einfluss von Zucker auf die Gesundheit hin. Wörtlich hieß es in seinem Buch: „Würde nur ein Bruchteil dessen, was wir über die Folgen von Zucker wissen, über irgendein anderes Lebensmittel bekannt, es würde sofort verboten.“

Dieses Buch wurde weltweit wahrgenommen, doch zahlte er dafür einen hohen Preis. Bekannte Ernährungswissenschaftler taten sich mit der Lebensmittelindustrie zusammen, um seinen Ruf zu zerstören … Yudkin, dessen Vorstellungen von Zucker sich vorher stark mit der öffentlichen Meinung gedeckt hatten, wurde ausgegrenzt. Von Konferenzen wurde er ausgeladen, Fachmagazine wollten seine Arbeiten nicht mehr veröffentlichen, seine Forschung fiel schließlich unter den Tisch. (9)

John Yudkin reiht sich ein in die lange Reihe ehrlicher Forscher die nichts weiter getan haben, als ihre Erkenntnisse zu veröffentlichen um letztendlich damit Menschen zu helfen. Und auch hier wieder das gleiche Prinzip, ausgrenzen, zerstören, für unglaubwürdig erklären und anschließend in der Versenkung verschwinden lassen.

An dieser Stelle könnte ich noch viele weitere Beispiele aufzählen, die alle dem gleichen Muster folgen, nämlich der Verflechtung von wirtschaftlichen Interessen der Industrie mit Politik und Forschung. Das aufzulösen, ist in unserem System schier unmöglich. Darf man an dieser Stelle nicht vergessen, dass immer auch der wirtschaftliche Erfolg von Unternehmen mit Arbeitsplätzen und dem sozialen Zusammenhalt der Gesellschaft zusammenhängen. Umso bitterer ist es, wenn es immer wieder engagierte Forscher mit bahnbrechenden Erkenntnissen gibt, deren Erfindungen den Bürgern nicht zugutekommen, weil wirtschaftliche Interessen dem entgegenstehen. Wir müssen begreifen, dass z.B. in Deutschland das Gesundheitswesen im Jahre 2017 einen Anteil von 11,5% des Bruttoinlandsproduktes mit einem Gesamtumsatz von 375,6 Milliarden Euro (10) hatte, was einem gewaltigen Anteil an unserer Volkswirtschaft entspricht. Damit verfügt das Gesundheitswesen über eine relevante Marktmacht, die auch Politiker nicht ohne weiteres brechen können.

Auch die Ausbildung der Ärzte muss an dieser Stelle einmal kritisch hinterfragt werden. Die einseitige Ausbildung auf die Standardmedizin, bei gleichzeitiger Ablehnung alternativer Heilmethoden, kann doch in heutiger Zeit nicht mehr zielführend sein. Wäre es nicht sinnvoller, alternative Heilverfahren und natürliche Wirkstoffe auf ihren sinnvollen Einsatz zu testen und bei nachgewiesener Wirksamkeit in den Einsatz zu bringen? Hier kommt jedoch die

Macht der Pharmakartelle ins Spiel, die kein Interesse an natürlichen Heilmitteln haben, weil diese nicht patentiert werde können. Mit nicht patentierbaren Heilmitteln kann aber nicht das große Geld verdient werden, da jeder diese herstellen kann. Wie extrem die Gewinnmaximierung der Pharmaindustrie vorangeschritten ist, belegt die Tatsache, dass eine Krebsbehandlung mittlerweile bis zu 200.000 Euro kosten kann. Das wird selbst von der Arzneimittelkommission der deutschen Ärzteschaft kritisiert. Einzelne Krebsmedikamente wie z.B Opdivo kosten 4000 Euro pro Behandlung, diese muss dann alle zwei Wochen wiederholt werden. Die Krönung ist jedoch einem amerikanischen Arzneimittelhersteller gelungen, der es geschafft hat, ein Krebsmedikament auf den Markt zu bringen das pro einmaliger Behandlung 2.000.000 Dollar kostet. Hier kann man erkennen, welche Gewinnspannen allein mit den eingesetzten Medikamenten erreicht werden. Hier wird das Gesundheitssystem zur Perversion getrieben. Doch wie konnte es soweit kommen? Am Beispiel Krebs ist das gut zu erkennen. Am 23.12.1971 rief Richard Nixon, damaliger US Präsident, aus welchen Motiven auch immer, den „War on Cancer“ aus. Zwei Jahre später wurde die Mutationstheorie als Ursache von Krebsentstehung festgelegt. 1974 konnten Stevens und Ilmensee, zwei amerikanische Forscher, anhand von Studien eindeutig nachweisen, dass die Mutationstheorie nicht der Auslöser für Krebs sein kann. Weltweit wurden diese Ergebnisse in weiteren Studien bestätigt, trotzdem wird die Mutationstheorie weiterhin in der Ausbildung von Ärzten gelehrt. Dabei hat Otto Warburg bereits in den 30er Jahren des letzten Jahrhunderts nachgewiesen, dass sich eine gesunde Zelle bei Reduktion der Sauerstoffaufnahme um ca. 30% in eine Krebszelle verwandelt. Für seine Forschungsergebnisse erhielt er den Nobelpreis. Warum arbeiten im Heidelberger Krebsforschungszentrum drittmittelfinanzierte Forscher aus der Pharmaindustrie? Warum gibt es seit Jahren keine vergleichenden Studien zwischen der Wirkungsweise der Chemotherapie und Naturheilverfahren? Warum ist der letzte Stand der Schulmedizin die Bekämpfung von Krebs mit Bestrahlung und Chemotherapie und das viele Jahrzehnte nach den bahnbrechenden Forschungsergebnissen von Dr. Otto Warburg und Dr. Johanna Budwig? Es sind die enormen Verdienstmöglichkeiten, die sich der Pharmaindustrie und auch den behandelnden Ärzten durch die enorm hohe Anzahl der jährlich neu erkrankten Patienten bietet. Wer interessiert sich bei solchen Gewinnaussichten dann noch für zum Teil spottbillige Naturheilmittel, die mitunter sogar bessere Wirkungen erreichen als herkömmliche Arzneimittel und dabei in der Regel noch nebenwirkungsfrei sind. Tatsächlich müssten Ärzte stärker auf die Vermeidung von Krankheiten geschult werden, was aber bei dem jetzigen Abrechnungssystem vermutlich völlig illusorisch ist, da insbesondere niedergelassene Ärzte nach heutigem Stand gleichzeitig auch kleine Wirtschaftsunternehmen sind, die davon leben, dass möglichst viele Menschen krank sind. Und genau hier liegt der Fehler. Ein Arzt muss gut bezahlt werden, das ist keine Frage, aber er darf nicht zum Gesundheitsunternehmer werden, denn das ist langfristig nicht im Sinne der Patienten. Und an dieser Stelle muss auch gesagt werden, dass die Masse der Ärzte ihren Beruf liebt und sich nach bestem Wissen und Gewissen täglich mit hohem Einsatz für das Wohl ihrer Patienten einsetzt. Das System, in dem sie wirken ist es, das verhindert, dass ein Arzt in jedem Fall die Behandlung an einem Patienten anwendet, die wirklich sinnvoll ist. Was wir in der Medizin wirklich brauchen, ist ein dogmafreies Denken und Ärzte, die nicht einem wirtschaftlichen Druck unterliegen und von Krankenkassen vorgeschrieben bekommen, wie sie zu behandeln haben. Wir brauchen Krankenhäuser, die nicht ihren Aktionären verpflichtet sind, wir brauchen Politiker, die dem Druck der Pharmaindustrie entgegentreten, und wir brauchen wirklich unabhängige unter Aufsicht des Staates durchgeführte Studien über die Wirksamkeit alternativer Heilmittel. Wir brauchen ein Gesundheitssystem, das Erkenntnisse der Schulmedizin mit alternativen Heilmethoden ohne Vorurteile verbindet. Was wir aber wirklich brauchen, sind Patienten, die erkennen, dass sie und nur sie selbst für ihre Gesundheit Verantwortung tragen. Diese Verantwortung kann ihnen auch der beste Arzt nicht abnehmen. Um diese Erkenntnis in breite Bevölkerungsschichten zu tragen, wäre es deshalb absolut notwendig, schon den Kindern beizubringen, was Gesundheit bedeutet, wie sie zu erhalten ist und welche gesellschaftlichen Auswirkungen es haben wird, wenn wir so weitermachen.

Zugegeben, ein Traum und im Moment fern jeder Realität, aber der Mensch muss doch Träume haben dürfen und vielleicht gehen sie eines Tages in Erfüllung.

„Der letzte Grund des Widerstandes gegen eine Neuerung in der Medizin ist immer der, dass hunderttausende Menschen davon leben, dass etwas unheilbar ist“

Professor Friedrich F. Friedmann

2. Körper Geist und Seele

„Der Arzt verbindet deine Wunden. Dein innerer Arzt aber wird dich gesunden. Bitte ihn darum sooft du kannst. Der Arzt sei nur der Helfer, richtig gesund mache sich der Mensch nur selbst.“

Paracelsus

Diese Weisheit sollten wir uns täglich vor Augen halten, um zu erkennen, was wir in unserer hektischen, technikorientierten Zeit für uns selbst tun sollten. Denn es ist zum großen Teil die Lebensweise unserer heutigen Tage, mit ihrem fieberhaften Drängen nach dem Erwerb und der sicheren Existenz, die sich negativ auf unsere Gesundheit auswirkt. Wir sind oftmals nicht mehr in der Lage zu erkennen, worauf es im Leben wirklich ankommt, was uns glücklich macht und was wir eigentlich nicht brauchen. Das hat sicherlich mit dem gesellschaftlichen System zu tun, in dem wir nun einmal leben. Insbesondere der westliche Lebensstil ist es, der einen großen Einfluss auf die stetige Zunahme sogenannter Volkskrankheiten ausübt. Das ist besonders gut an Ländern wie Japan und China zu beobachten, in denen sich bestimmte Krankheiten wie Diabetes, Übergewicht, Herz- Kreislauferkrankungen immer stärker ausbreiten, seitdem immer größere Teile der Bevölkerung sich dem westlichen Lebensstil zugewandt haben.

Das Wirtschaftssystem, in dem wir leben, produziert nun einmal unweigerlich Gewinner und Verlierer. Chancen und Risiken stehen sich gegenüber und jeder einzelne muss seinen Platz in diesem System finden. Dabei wird die

Ursache vieler gesundheitlicher Probleme eher unbewusst schon in der Kindheit geschaffen, in dem die Eltern – sicher in der Absicht, nur das Beste für ihre Zöglinge zu wollen – ihren Kindern vermitteln, das wir in einer Leistungsgesellschaft leben, in der sich nur die Starken durchsetzen. Das fokussiert unser Denken in eine Richtung: Ich muss Leistung bringen, um im Leben erfolgreich zu sein. Und erfolgreich zu sein heißt, einen guten Job mit möglichst viel Geld zu haben. Nur vergessen wir dabei, worum es im Leben wirklich geht: um Glück, innere Zufriedenheit und Ausgeglichenheit. Wir aber bewegen uns in einem Hamsterrad und erkennen es nicht.

Interessant sind an dieser Stelle die Untersuchungen von Professor Shawn Archor. Archor beschäftigte sich viele Jahre mit der Frage, was Menschen glücklich macht. Er kam dabei zu der Erkenntnis, dass wir auch beruflich viel erfolgreicher sein können, wenn wir glücklich sind. Archor dazu: „Das Gehirn in einem positiven Zustand funktioniert signifikant besser als das Gehirn in einem neutralen oder negativen Zustand. Die Intelligenz ist höher, die Kreativität verstärkt sich, die Energielevel steigen an."

Hierbei weist er auf die Falschannahme vieler Menschen hin, die glauben, man müsste nur härter arbeiten um größere Erfolge zu erzielen, und die Erfolge führten dann zu mehr Glück.

Dazu erklärt Archor: „Jedes Mal, wenn das Gehirn einen Erfolg verbucht, wird die Latte danach höher gehängt: Du hast gute Noten bekommen, jetzt musst du bessere Noten bekommen. Du hast deine Verkaufsziele erreicht, jetzt werden sie erhöht. Wenn Glück auf der einen Seite von Erfolg steht, wird das Gehirn nie dorthin gelangen. Wir als

Gesellschaft haben Glück über unseren geistigen Horizont hinausgeschoben, weil wir glauben, dass wir erfolgreich sein müssen, um glücklich zu sein. Unser Gehirn arbeitet jedoch genau andersherum.“

Deshalb muss bei uns ein Umdenken stattfinden. Wir sollten unser Glück nicht davon abhängig machen, welche Ziele wir in Zukunft erreichen wollen. Wir sollten stattdessen versuchen, im Hier und Jetzt Zufriedenheit zu finden. Und genau diese Einstellung ist es, die sich auch auf unsere Gesundheit auswirkt. Es muss uns gelingen, den Stress, den wir uns selbst auferlegen, um Ziele zu erreichen, zurückzuführen auf eine Einstellung, die uns eine innere Ruhe und Ausgeglichenheit verschafft. Denn dieser innere Frieden erzeugt erst die Energie, die wir benötigen, um unsere Ziele zu erreichen. Aber wie schaffen wir das? Nun, die Lösung ist denkbar einfach und doch für viele Menschen vermutlich schwer umsetzbar. Hierzu die Erkenntnis von Professor Shawn Archor: „Wir sollten uns jeden Tag drei Dinge aufschreiben, für die man dankbar ist, und das mindestens 21 Tage lang. Danach beginnt unser Gehirn die Welt zuerst nach positiven und nicht nach negativen Dingen zu scannen. Achtsamkeit und Dankbarkeit führen dann zu einem stärkeren Glücksempfinden.“

Diese einfache Methode hat sich bei Archors Forschungsarbeit als wirksam erwiesen. (11) Aber genau unsere Denkweise auf das, immer schneller, immer mehr, verstellt uns den Blick auf das, was im Leben wirklich wichtig ist.

Was hat das alles mit unserer Gesundheit zu tun?

Nun, ganz einfach, ein gesunder Geist erzeugt einen gesunden Körper.

Ich möchte das an einem einfachen Beispiel erläutern:

Dazu vergleichen wir den Menschen mit einem Chemiewerk. Beide haben das gleiche Ziel: Am Ende des Prozesses kommt das gewünschte Produkt, beim Menschen Gesundheit, im Chemiewerk eine Tablette, heraus. Ein Chemiewerk besteht nun im Wesentlichen aus einer Steuerzentrale, die die Befehle an die Maschinen und Ventile gibt, zu welchem Zeitpunkt welcher Zusatzstoff in welcher Menge in welche Mischmaschine gegeben wird. Diese Signale werden durch Stromleitungen an die Maschinen weitergeleitet. Die einzelnen Zusatzstoffe gelangen über Rohrleitungen zu den Maschinen. Funktioniert das alles reibungslos, wird am Schluss das gewünschte Endprodukt hergestellt. Gibt aber die Steuerzentrale falsche Signale, stimmen die Mengen nicht mehr und das Endprodukt entspricht nicht der gewünschten Qualität. Nichts anderes passiert auch im menschlichen Körper, nur dass die Maschinen unsere Organe, die Rohrleitungen unsere Blutgefäße, die Stromleitungen unsere Nerven und die Steuerzentrale unser Gehirn ist. Wenn unser Gehirn falsche Signale an die Zellen in unserem Körper sendet, funktioniert unser Gesamtsystem nicht mehr richtig, die Folge sind Krankheiten. Aber genau dieser Zusammenhang ist es, der von der heutigen Schulmedizin, aber auch von den Menschen selbst, zu wenig wahrgenommen wird. Wir müssen uns klarmachen, dass ein gesunder Körper untrennbar mit einer gesunden Seele verbunden ist.

Hierzu ein einfaches Beispiel: Fast jeder von uns hat schon einmal erlebt, dass der Magen-Darm-Trakt vor einer Prüfungssituation verrückt gespielt hat. Uns war schlecht, wir hatten Magendrücken, Durchfall oder ähnliche Symptome. Warum ist das so? Der Grund ist unsere Darm-Hirnachse. Die Nervosität oder Angst, die im Gehirn entsteht, hat sich über unsere Nervenbahnen auf den Darm übertragen. Um den Grund hierfür zu verstehen, müssen wir uns ein wenig mit der Vergangenheit befassen und uns mit der Evolution beschäftigen.

Denn ob wir es heute noch wahrhaben wollen oder nicht, wir sind immer noch biologische Wesen, im Grunde Säugetiere wie Affen oder Meerschweinchen, mit dem Unterschied, dass uns die Evolution das bewusste Denken mit auf den Weg gegeben hat. Das ist der Grund, warum viele Menschen glauben, dass wir alles im Leben bewusst steuern können. Das ist jedoch ein Fehler. Bei bestimmten Ereignissen im Leben startet unser Körper ein bestimmtes Programm, das immer nur ein Ziel hat – das Überleben der Spezies. Diese Programme lösen dann bestimmte Reaktionen im Körper aus, die wir uns dann nicht erklären können. Wir müssen aber verstehen, dass diese Programme kurzfristig absolut sinnvoll für die Bewältigung bestimmter Situationen sind, langfristig ausgelöst dem Körper jedoch schaden können. Hierzu ein Beispiel: Als unsere Vorfahren noch durch die Savanne streiften, kam es schon mal vor, das sie von einem Säbelzahntiger verfolgt wurden, der ebenfalls Hunger hatte. Um zu überleben, war es für unsere Vorfahren nötig, möglichst schnell weglaufen zu können und den nächsten Baum zu erklimmen. Dazu hat die Evolution einen Mechanismus in unserem Körper erschaffen, der dazu führt, dass in solchen extremen Gefahrensituationen Adrenalin ausgeschüttet wird. Dann steigt sowohl der Blutdruck als auch der Puls, Fettreserven werden abgebaut.

.

Die Bronchien erweitern sich ebenfalls, um mehr Sauerstoff aufnehmen zu können. Das Blut fließt vor allem in Arme und Beine – Flucht oder Kampf, das ist in dieser Situation die Maxime.

Wie wir sehen können, eine absolut sinnvolle Regelung der Evolution. Doch genau die gleichen Mechanismen gibt es auch heute noch in uns. Sie helfen uns in Gefahrensituationen, z.B., wenn wir angegriffen werden, unsere Sinne zu schärfen und uns zu verteidigen bzw. zu fliehen. Problematisch wird diese großartige Hilfe der Evolution, wenn wir ständig einer Bedrohungsangst oder Stresssituation ausgesetzt sind. Unser Körper ist nur dafür ausgelegt kurzzeitig diese Stresssituationen unbeschadet verkraften zu können, da andere Organe wie z.B. der Darm zu wenig mit Blut versorgt werden. An dieser Stelle ist es sinnvoll, auf die Bedeutung der drei wichtigsten Hormone für den Umgang des Körpers mit Stress einzugehen. Diese sind Noradrenalin, Adrenalin und Cortisol.

Adrenalin ist ein kurzzeitiges Stresshormon, das dafür zuständig ist, den menschlichen Körper auf kurzzeitige Stresssituationen vorzubereiten. Es erhöht die Konzentration, verengt die Blutgefäße, erweitert die Bronchien und verbessert die Sauerstoffversorgung des Körpers. Sämtliche Reserven des Körpers werden mobilisiert, das verhilft uns zu einer hohen körperlichen Leistungsfähigkeit und macht uns durch die Bildung von Dopamin glücklich. Diesen Effekt kann man besonders gut bei Extremsportlern beobachten, die sich hoher körperlicher Belastung oder gefährlichen Situationen aussetzen. Für viele Menschen völlig unverständlich ist diese Sucht nach einem immer neuen „Kick“. Die einfache Erklärung ist das Dopamin, das diesen Menschen ein unglaubliches Glücksgefühl verleiht.

Noradrenalin ist der eigentliche Neurotransmitter, der die Reaktionskette im Gehirn durch Aktivierung des Sympathikus auslöst.

Cortisol ist das langfristige Stresshormon, mit der gleichen Wirkungsweise wie Adrenalin.

Wie ist jedoch der genaue Wirkmechanismus dieser drei Hormone in unserem Körper?

In Stresssituationen aktiviert das Noradrenalin den Sympathikus im Gehirn. Durch diesen Prozess wird das Mark der Nebenniere aktiviert, das wiederum Adrenalin freisetzt. Jetzt ist der Körper für kurzzeitige Stresssituationen gut gerüstet. Wir sind aufmerksam, die Sinne sind geschärft und in der Lage, kurzzeitig hohe körperliche Leistungen zu erbringen. Das alles ist eine großartige Funktionsweise, die die Evolution uns mit auf den Weg gegeben hat. Bei dauerhaftem Stress oder wenn die Anforderungen an unsere Leistungsfähigkeit nicht nachlassen, sorgt unser Gehirn für die konstante Freisetzung von Glutamat. Jetzt erfolgt die Umwandlung von Adrenalin auf Cortisolproduktion. Das ist im Grunde eine absolut sinnvolle und positive Regelung unseres Körpers, denn bei dauerhaftem Stress benötigt der Körper mehr Energie. Gleichzeitig hat das Cortisol eine weitere positive Eigenschaft, es wirkt entzündungshemmend. Bei chronischem Stress über einen langen Zeitraum hat das für unseren Körper allerdings negative Folgen. Da das Cortisol die Energie auf die zum Überleben wichtigen Funktionen konzentriert, fehlt sie in anderen Bereichen. Insbesondere das Immunsystem leidet unter einem hohen Cortisolspiegel. Diesen Effekt kann man gut beobachten: Wenn Menschen mit einem hohen Cortisolspiegel in den Urlaub fahren, sich entspannen und den Stresspegel herunterfahren, werden sie plötzlich krank. Der Grund dafür ist die Tatsache, dass das Immunsystem, das durch den hohen Cortisolspiegel angeregt wurde, durch die Absenkung des Cortisolspiegels ebenfalls schwächer wird, wodurch die Widerstandskraft des Körpers gegenüber Krankheitserregern sinkt. Eine weitere negative Folge des zu hohen Cortisolspiegels ist die Tatsache, dass bestimmte Bereiche des Hippocampus im Gehirn geschädigt werden, wodurch Nervenzellen überlastet werden und schneller altern. Auch die Produktion von Melatonin, dem Schlafhormon wird gehemmt, was zu einer dauerhaften Alarmbereitschaft im Gehirn und somit zu Schlafproblemen führt.

Die Frage des Stresses auf den Körper ist die eine, wie aber kann der Mensch Stress vermeiden, die andere. Die Ursache ist immer in der jeweiligen Lebenseinstellung eines jeden Menschen zu suchen. Hier spielt die individuelle Veranlagung eines Menschen die entscheidende Rolle. Es ist wissenschaftlich erwiesen, das, ob ein Mensch optimistisch oder pessimistisch veranlagt ist, ob er dazu neigt die Dinge des Lebens eher positiv oder negativ zu sehen, zu 60% genetisch vorbestimmt ist. 40% jedoch kann er selbst beeinflussen und genau mit diesen 40% müssen wir uns befassen. Denn dass es sich lohnt, beweist die wissenschaftlich nachgewiesene Tatsache, dass Menschen gesünder und glücklicher sind, wenn sie dreimal mehr positive als negative Emotionen haben. Laut Dr. Ulrich Warnke ist wissenschaftlich mittlerweile gesichert, das der Mensch es vermag, mit einer Verbindung aus positiven Gedanken und Gefühlen eine Gewissheit zu erzeugen, die in der Lage ist, den eigenen Gesundheitszustand bei Krankheiten zu verbessern oder aber Krankheiten erst gar nicht entstehen zu lassen. Eine positive Lebenseinstellung ist erlernbar, der Mensch muss es nur wollen. Dabei wirkt sich eine positive Lebenseinstellung aus auf:

- seelisches Befinden
- geistige Fähigkeiten
- Gesundheit und Lebenserwartung
- private und berufliche Erfolge
- Partnerschaft
- soziales Miteinander

Wie aber kann der Mensch eine positive Lebenseinstellung erlernen? Punkt eins, er muss es wollen! Aber bereits an diesem Punkt scheitern die meisten Menschen, da sie gefangen sind in eingefahrenen Denk- und Handlungsmustern. Sie können oder wollen sich nicht vorstellen, dass etwas an ihrer Situation, an ihrem Denken änderbar ist. Und doch, es ist möglich, wir müssen es nur wirklich wollen. Dazu müssen wir uns mit dem Phänomen der selbsterfüllenden Prophezeiung beschäftigen. Diese besagt nämlich, dass sehr häufig das eintritt, was wir auch erwarten. So müssen sich Menschen mit eher negativen Gedanken nicht darüber wundern, dass genau ihnen irgendwelche negativen Ereignisse begegnen, da sie diese ja ohnehin erwartet haben. Umso wichtiger ist es, negative in positive Gedanken zu verwandeln. Dazu ist es erforderlich, unschöne Gedanken auszuschalten, um so das eigene Handeln in eine zuversichtliche Erwartungshaltung umzukehren. Wir müssen unsere Gedanken, Emotionen und Wahrnehmungen ändern. Unschöne Gedanken ignorieren wir, während negative Gefühle herausgelassen werden (ohne es an seinem Partner auszulassen). Wir sollten einmal öfter lächeln und uns bewusst machen, wie gut es uns in unserer Zeit, zumindest im Verhältnis zu anderen Völkern, geht. Wir sollten auch mal zufrieden sein mit dem, was wir haben. Es ist unwichtig, was der andere hat. Wir sollten uns nicht vergleichen mit anderen. Ich bin einzigartig und mein Nachbar auch, egal, was er macht oder besitzt. Wir sollten das Wort „Erwartung“ gegen das Wort „Hoffnung“ tauschen. Wenn ich „erwarte“, erzeugt das immer auch einen gewissen Druck bzw. Stress, während das Wort Hoffnung immer positiv besetzt ist und keinen Druck erzeugt.

An dieser Stelle möchte ich auf ein Buch eingehen, das für mich das vielleicht wichtigste war, das ich im Verlauf meiner Recherchen zu diesem Buch gelesen habe. Dr. Joseph Murphy beschreibt in seinem Buch „Die Macht ihres Unterbewusstseins“ die Möglichkeit, das eigene Unterbewusstsein beeinflussen zu können und damit unter anderem auch gesundheitliche Probleme zu beheben. Hierzu Dr. Murphy: „Das Gesetz des Lebens ist identisch mit dem Gesetz des Glaubens, und der Begriff >Glaube< lässt sich ebenso kurz wie zutreffend definieren als >Gedanke< oder >Überzeugung<. Genauso, wie und was ein Mensch denkt, fühlt und glaubt, sind auch sein Geist, sein Körper und sein Leben beschaffen“. (…) „Ich habe selbst gesehen, wie die Macht des Unterbewusstseins Kranken und Behinderten wieder völlige Gesundheit und Kraft schenkte, sodass sie von neuem ihr Leben genießen und Glück und Erfolg ernten konnten. Ihr Unterbewusstsein besitzt die wunderbare Kraft, die Körper und Seele wieder genesen lässt. Es zerreißt die Fesseln, die ihren Geist lähmen und befreit sie von materiellen und physischen Beschränkungen“. (12)

Ein faszinierender Gedanke, mit der Kraft unseres Unterbewusstseins gesundheitliche Probleme lösen zu können. Wer dieses Buch aufmerksam liest, der versteht, dass es keine Wunderheiler gibt, dass der Spruch von der nicht erklärbaren Spontanheilung Kranker lediglich eine Ausrede von Ärzten ist, die den Grund der Heilung nicht wissen (oder wissen wollen). Doch was ist denn nun der Grund für die vielen belegten Heilerfolge, die wir uns nicht erklären können. Es ist der Glaube. Doch genau hierin liegt auch das Problem vieler Menschen. Sie können nicht mehr glauben. Es ist unsere Erziehung, die uns zu rational denkenden Menschen gemacht hat. Wir sind technikaffin und denken, dass eine Operation in den meisten Fällen die einzig wahre Lösung ist. Wir haben den Glauben oder das Wissen an die Selbstheilungskräfte des Körpers verloren. Die sogenannten Wunderheilungen beruhen lediglich auf dem unerschütterlichen Glauben der Kranken, dass der Wunderheiler die Kraft besitzt, ihre gesundheitlichen Probleme lösen zu können. Dieser tiefe Glaube löst dann über das Unterbewusstsein Selbstheilungskräfte im Körper aus. Der Patient wird gesund. Deshalb sollten wir uns bei gesundheitlichen Problemen zuerst einmal mit unserem Unterbewusstsein beschäftigen. Das hat aber nichts mit einem starken Willen zu tun. Mit starken Willen kann das Unterbewusstsein nicht beeinflusst werden. Genau das Gegenteil ist der Fall. Um das Unterbewusstsein zu beeinflussen, sollte der Betreffende sich in einen tiefen Entspannungszustand versetzen (was vielen Menschen schwerfallen dürfte) und sich beispielsweise die Situation vorstellen, die er erreichen möchte. Dies geht am einfachsten, wenn man sich mit geschlossenen Augen Bilder vorstellt, die den zu erreichenden Zustand abbilden. Diese Prozedur muss ständig über einen längeren Zeitraum wiederholt werden. Das, was ich mir vorstelle, wird dann in mein Unterbewusstsein übernommen und über das Unterbewusstsein leitet der Körper Heilreaktionen ein. Dazu nochmal Dr. Murphy: „Der Gedanke ist der Beginn der Tat. Und das Ereignis ist nichts anderes als die Reaktion ihres Unterbewusstseins auf die Art ihres Gedankens. Vertrauen Sie ihren Vorstellungen von Harmonie, Gesundheit, Glück und Erfolg und Ihr Leben verändert sich von Grund auf.“ Deshalb ist es auch so enorm wichtig, eine positive Lebenseinstellung zu haben. Denn eine positive Lebenseinstellung erzeugt positive Gedanken, die in unser Unterbewusstsein wandern und unser Leben positiv beeinflussen. Umgekehrt erzeugt eine eher negative Sichtweise auf das Leben negative Gedanken und diese wandern dann ebenfalls in das Unterbewusstsein und sorgen damit für einen eher negativen Verlauf des Lebens, wie zum Beispiel die Entstehung von Krankheiten. Die in diesem Buch aufgezeigten Dinge für ein gesundes Leben sind alle für sich genommen wichtig und richtig, aber die herausragende Bedeutung des Unterbewusstseins für unsere Gesundheit steht für mich unbestreitbar an allererster Stelle. Ich weiß an dieser Stelle, wovon ich spreche, so habe ich selbst bestimmte Verhaltens- und Denkweisen im Verlaufe der Beschäftigung mit diesem Buch an mir verändert. Allerdings habe ich die Methode der ständigen Wiederholung angewendet. Diese Methode, das Unterbewusstsein zu verändern, ist aus meiner Sicht noch am einfachsten anwendbar. Darunter versteht man die sich ständig wiederholende Beschäftigung mit ein und demselben

Thema, das dann in veränderten Verhaltensweisen im Unterbewusstsein abgespeichert wird.

Bezugnehmend auf diese Erkenntnisse möchte ich an dieser Stelle auf die Erkenntnisse von Aaron Antonovsky eingehen, dem Begründer der Salutogenese (Gesundwerdung). Dies ist ein Resilienzmodell, das die kognitiven Bewältigungsstrategien zur Abwendung von Gesundheitsrisiken betont. Hierbei besteht bei diesem Modell die Grundannahme, dass sich der Kohärenzsinn aus drei Komponenten, der Verstehbarkeit, der Handhabbarkeit sowie der Sinnhaftigkeit zusammensetzt. Antonovsky stellte in diesem Zusammenhang drei Fragen:

1. Wie und warum werden Menschen krank und wie bleiben sie trotz vieler potenziell gesundheitsgefährdender Einflüsse gesund?
2. Wie entsteht Gesundheit und wie wird sie gewahrt?
3. Was ist das Besondere an Menschen, die trotz extremer Belastung nicht krank werden?

Antonowsky beschrieb, das es grundlegend drei große gesundheitsgefährdende Einflussfaktoren gebe, die bei Auftreten von Stressoren Spannungszustände auslösen. Die drei Einflussfaktoren sind:

1. Chemisch durch Giftstoffe
2. Biologisch durch Bakterien, Viren, Pilze etc.
3. Psychosozial durch Leistungsdruck, verminderte soziale Bindungen und Kontakte etc.

Antonowsky war sich sicher, dass diese Einflussfaktoren eine große Rolle dabei spielten, ob ein Mensch gesund oder krank sei. Er war der Meinung, dass der menschliche

Körper mit seinen Ressourcen versuche, die gesundheitsgefährdenden Faktoren (Disstress) zu überwinden. Schaffte der Körper das nicht, würde der Mensch krank. Anders herum sei ein Mensch gesund, wenn er sich gegen die Stressoren wehren könne. (13)

Antonowsky definierte das Kohärenzgefühl als eine generalisierte Art, die Welt und das eigene Leben in ihr zu sehen. Dabei spielen drei Dinge die wesentliche Rolle:

Er definierte die „Verstehbarkeit“ als Ausmaß, in welchem man interne und externe Stimuli als kognitiv sinnhaft wahrnimmt. (…) Die Person mit einem hohen Maß an Verstehbarkeit geht davon aus, dass Stimuli, denen sie in Zukunft begegnet, vorhersagbar sein werden oder dass sie zumindest, „sollten sie überraschend auftreten, eingeordnet und erklärt werden können“.

Die zweite Komponente nennt er „Handhabbarkeit“ und beschreibt sie als „Ausmaß, in dem man wahrnimmt, dass man geeignete Ressourcen zur Verfügung hat, den Anforderungen zu begegnen, die von den Stimuli ausgehen, mit denen man konfrontiert wird“. Menschen mit einem hohen Maß an Handhabbarkeit werden sich nicht durch Lebensereignisse in eine Opferrolle drängen lassen oder sich vom Leben ungerecht behandelt fühlen. „Bedauerliche Dinge geschehen nun einmal im Leben, aber wenn sie denn auftreten, wird man mit ihnen umgehen können und nicht endlos trauern.“

Bedeutsamkeit, die dritte Komponente des Kohärenzgefühls, meint schließlich das Ausmaß, in dem man das Leben als emotional als sinnvoll empfindet: „(…) das wenigstens einige der vom Leben gestellten Probleme und Anforderungen es wert sind, dass man Energie in sie investiert,

(...) dass sie eher willkommene Herausforderungen sind als Lasten, die man gerne los wäre". (14)

Die Erkenntnisse von Aaron Antonovsky lassen sich wie folgt zusammenfassen:

Wir müssen uns für unsere Welt interessieren, um die Zusammenhänge des Lebens zu verstehen. Was wir verstehen, können wir erklären und was wir erklären können, davor haben wir keine Angst. Haben wir keine Angst, entsteht in uns auch kein Stress, der dauerhaft zu Krankheiten führen kann. Wir müssen uns bewusst machen, dass es für Probleme immer auch Lösungen gibt und dass wir diese Lösungen selbst herbeiführen können. Wir müssen uns aber auch darüber im Klaren sein, das im Leben Situationen auftreten werden, die wir nicht beeinflussen können (z.B. der Tod eines Angehörigen). Diese müssen wir annehmen, wie sie sind, und uns nicht dauerhaft damit belasten, denn wir können es nun mal nicht ändern. Wir müssen aber auch bestimmte Probleme annehmen, deren Lösung wir nicht als Belastung empfinden dürfen, sondern als Herausforderung begreifen müssen.

Und genau diese Sichtweise auf das Leben, die einerseits von Realitätssinn, aber auch Gleichmut und Freude auf die Herausforderungen des Lebens geprägt ist, macht den Unterschied zwischen optimistisch gestimmten meist gesund durch das Leben gehenden Menschen und solchen, die das Leben eher als ungerecht und problembehaftet sehen und früher oder später oft krank werden, aus.

Neben Joseph Murphy und Aaron Antonowsky ist es vor allem Dr. Bruce Lipton, der aus meiner Sicht zu den herausragenden Wissenschaftlern auf diesem Gebiet gehört. Lipton begann als Zellbiologe und lehrte als Biologieprofessor an verschiedenen Universitäten. Er forschte unter anderem an der Stanford University, verfasste zahlreiche Forschungsberichte und kam zu bahnbrechenden Erkenntnissen über die Funktionsweise der Zellmembran. Im Jahre 2009 erhielt er den Goi Peace Award.

Bei seinen Forschungen stellte er fest, dass genetisch identische Stammzellen sich auf unterschiedlichen Nährböden entweder zu Muskel-, Fett- oder Knochenzellen entwickelten. Wie konnte das sein, wenn doch angeblich die Gene der Zellen deren Entwicklung bestimmen. Nein, es waren nicht die Gene, sondern die Umfeldbedingungen (unterschiedliche Nährböden in den Petrischalen), die die Entwicklung der Zellen bestimmten. Aufgrund dieser Erkenntnisse wandte er sich von der allgemeinen Lehre der Genetik ab und der Epigenetik zu. Also der Lehre, die über der Genetik steht. Auch er kam zu der Erkenntnis, dass der Mensch es selbst in der Hand hat, über Veränderungen in seinem Denken seine Gene zu beeinflussen. Dies geschieht durch die Veränderung unserer Überzeugungen, die dann unser Leben verändern. Was an dieser Stelle vielleicht etwas esoterisch klingt, hat jedoch einen logisch nachvollziehbaren Hintergrund und Lipton erklärt das folgendermaßen: „Unsere Wahrnehmung der Welt wirkt sich auf die Biologie und Chemie unserer Körperfunktionen aus und das wiederum verändert unsere Zellen. Durch bessere Kontrolle unseres Verstandes können wir unsere Körperfunktionen verbessern. Allerdings besteht unser Verstand aus zwei Teilen. Dem bewussten Verstand, durch den sich unsere Persönlichkeit und unserer Geist ausdrückt und dem kreativen Teil des Verstandes, der die Zukunft abschätzt und die Vergangenheit Revue passieren lässt und Probleme lösen kann. Der zweite Teil ist unser Unterbewusstsein. Dieser Teil ist für unsere Gewohnheiten zuständig. Er lernt häufig wiederholte Verhaltensmuster. Die meisten Menschen glauben, dass sie ihr Leben mit dem bewussten Verstand erschaffen. Jedoch, nur 5% unseres Verhaltens basieren auf bewusstem Verstand, 95% unseres Lebens werden jedoch von unbewussten Programmen gesteuert. Besonders wichtig: Bei Kindern bis zum sechsten Lebensjahr befindet sich das Gehirn im Thetawellenbereich und gleicht damit einer hypnotischen Trance. Das bedeutet, dass Kinder in diesem Alter wie eine laufende Kamera alle Beobachtungen aufzeichnen und dass dadurch unbewusste Überzeugungen geformt werden. Man übernimmt dadurch die fundamentalen Glaubenssätze vor allem der Eltern und Familien.“

Diese Erkenntnis ist vor allem für junge Eltern so unfassbar wichtig, sagt sie uns doch, dass das, was wir unseren Kindern in den ersten sechs Lebensjahren beibringen, sie im Rest ihres Lebens anwenden, im Guten wie im Schlechten. Wir müssen verstehen, dass unser Unterbewusstsein auf Gewohnheiten basiert und es nur Dinge lernt, die wir regelmäßig wiederholen. Deshalb können wir Denkweisen und Verhaltensmuster, die wir uns einmal eingeprägt haben, nur umkehren, wenn wir damit beginnen unsere eigenen Gedanken bewusst zu beobachten. Wir müssen aufmerksam sein und beobachten, was im eigenen Verstand vor sich geht. Gewohnheiten zu verändern braucht Zeit und ist harte Arbeit an sich selbst. Das ist auch der Grund, warum so viele Menschen es nicht schaffen, schlechte Gewohnheiten zu verändern. Wir denken nicht über uns selbst nach, über das, was wir machen, wie wir es machen, wie wir denken, weil wir die Funktionsweise unseres Gehirns nicht verstehen und weil unser bewusster Verstand ständig mit der Lösung von Alltagsproblemen beschäftigt ist und wir unser eigenes Verhalten nicht wahrnehmen. Dabei wären gerade diese Aspekte von enormer Bedeutung, werden doch die meisten Krankheiten durch permanenten Stress ausgelöst, der entsteht, wenn man nicht in Harmonie mit sich selbst lebt. Bruce Lipton bringt dazu ein einfaches wie anschauliches Beispiel, indem er den Verstand mit der Regierung gleichsetzt und die Zellen mit der Bevölkerung eines Landes. Wenn die Regierung harmonisch mit der Bevölkerung zusammenlebt, kann diese wachsen und ist gesund. Wenn aber die Regierung nicht harmonisch mit der Bevölkerung zusammenarbeitet, kann es sein, das diese sich selbst zerstört.

Ein weiterer Grund, warum es so schwer ist, andere Menschen davon zu überzeugen, den eingeschlagenen (falschen) Weg zu verlassen, liegt in einer weiteren Funktionsweise unseres Denkens begründet. So ist der Mensch so ausgelegt, dass er einmal eingeprägte, im Unterbewusstsein abgespeicherte Handlungs- und Denkmuster als richtig ansieht und gegen Einflüsse von außen verteidigt. Der Versuch, einen anderen Menschen zu beeinflussen, muss scheitern, da dieser seine Denkmuster und damit seinen persönlichen Wohlfühlbereich gegen Einflüsse von außen immer verteidigen wird. Erst wenn es gelingt, denjenigen, den man beeinflussen möchte, dazu zu bringen, über sich selbst, über sein Denken und Handeln nachzudenken, und derjenige das dann immer wieder macht, hat er die Chance, sein Denken und Handeln zu ändern, indem er die Denkmuster in seinem Unterbewusstsein ändert.

Einen weiteren Aspekt, den Zusammenhang von Körper, Geist und Seele in die Verbesserung oder Erhaltung einer guten Gesundheit zu übertragen, können wir von Völkern lernen, in denen die Menschen ein überdurchschnittliches Alter bei guter Gesundheit erreichen. Betrachten wir also Abchasien, ein Gebiet im Süden des Kaukasus, Okinawa, eine Japanische Insel, die Hunza, eine Völkergruppe in Pakistan oder Sardinien, eine Insel im Mittelmeer. Alle diese Völker haben einige Gemeinsamkeiten, die vermutlich zu ihrem langen Leben beitragen. Die Hunza laufen beispielsweise bis zu 30 km zu ihren Feldern, sie haben einen starken Glauben, meist gute Laune, meditieren regelmäßig und die alten Menschen haben in der Dorfgemeinschaft einen hohen Stellenwert. Auf Okinawa ist es völlig normal, dass bis ins hohe Alter auf den Feldern gearbeitet wird, Bewegung ist für diese Menschen wichtig und die Alten haben ebenfalls einen hohen Stellenwert in der Gemeinschaft und Familie, werden geschätzt und geachtet. In Abchasien gibt es ein Sprichwort: „Ohne Ruhepausen kann man nicht arbeiten und ohne Arbeit bringen Ruhepausen keinen Nutzen.“ Nicht anders sieht es auf Sardinien aus. Hier leben die besonders alt werdenden Menschen in den Bergdörfern in geschlossenen Gesellschaften. Auch hier gibt es noch einen starken familiären Zusammenhalt, die Familie ist heilig. Die Menschen arbeiten nach ihren Möglichkeiten bis zuletzt weiter. Sie sind sehr gläubig und lachen viel.

Was lernen wir nun daraus? Bewegung ist ein Schlüssel für gute Gesundheit, nur sollte sie nicht übertrieben werden. Der heutige Drang vieler Menschen, als Marathonläufer in die Geschichte einzugehen, ist dagegen großer Unsinn. Wir sollten uns regelmäßig bewegen und an dieser Stelle möchte ich Gert von Kunhardt zitieren, der in seinem Buch, „Ein Leben lang Leben“, das Wort „Joggeln“ kreiert hat. Es versinnbildlicht aus meiner Sicht hervorragend, was mit sinnvoller Bewegung gemeint ist – regelmäßig, aber nicht zu viel, oder laufe nur so schnell, dass du nur 50% deines Potenzials ausschöpfst. Wir müssen einfach lernen, unsere Energiepotenziale optimal einzusetzen, und da ist es völlig egal, wie sich der Mensch bewegt – ob beim Joggeln, Schwimmen, Radfahren oder im Garten. Hauptsache, er bewegt sich überhaupt. Interessant ist an dieser Stelle auch die Erkenntnis von Peter Axt, das Langsame länger Leben. Er sagt: „Jedes Lebewesen kommt mit einem vollen Energierucksack auf die Welt. Diese Lebensenergie lässt sich in Kalorien pro Gramm Körpergewicht bestimmen. Ist die Energie verbraucht, endet das Leben. Gesundheit und Langlebigkeit sind abhängig von der Geschwindigkeit (der Stoffwechselaktivität), mit der die Lebensenergie verbraucht wird. Mit unserem Lebensstil können wir den Alterungsprozess beeinflussen. Lebensverlängernd wirken Verhaltensweisen, welche die Stoffwechselaktivität bremsen und Kalorien einsparen. Dem dienen: Sport nur in Maßen betreiben, langes Schlafen, warm anziehen und Verzicht auf Genussmittel, die den Energieverbrauch erhöhen.“ (15)

Ein weiterer Aspekt ist die Zufriedenheit und Geselligkeit dieser Völker. Sie tun das, was zum Erhalt ihrer Existenz notwendig ist. Ihnen ist das Streben nach mehr und immer mehr fremd. Stattdessen ist die Gemeinschaft für sie wichtig. Wer kennt nicht die Bilder von älteren Menschen, die in Südeuropa auf dem Dorfplatz sitzend, Wein trinkend einen Schwatz halten. Genau diese Gemeinschaft ist es, die Menschen vor allem im höheren Alter geistig frisch und gesund erhält. Der Mensch als soziales Wesen ist nun mal ein Rudeltier.

Ein extrem wichtiger Punkt ist die Erkenntnisse von Aaron Antonowsky, Joseph Murphy, Ulrich Warnke und Bruce Lipton zu verstehen. Die Erkenntnisse über die Funktionsweise unseres Denkens geben uns erst die Möglichkeit zu erkennen, warum wir in der Vergangenheit viele Probleme nicht lösen konnten und warum wir so denken, wie wir denken.

Ein letzter Punkt und vielleicht auch ein sehr beschämender, ist die Tatsache, dass die älteren Menschen in Abchasien, Sardinien oder Okinawa geschätzt und geachtet werden. Etwas, das in unserer modernen Gesellschaft immer mehr verloren geht. Die Weisheit des Alters zählt in unserer schnelllebigen Zeit in immer mehr Familien nicht mehr. Vielleicht zählt kurzfristig noch das Erbe, aber wer nichts mehr zu vererben hat und nicht mehr kann, der muss dann halt ins Altersheim und wird im schlimmsten Fall auch noch zum Kostenfaktor. Was ist das für eine Gesellschaft, die ihre „Alten“ nicht mehr achtet? Wer aber nicht mehr geachtet wird, der verkümmert.

Was müssen wir tun?

Wir sollten gesellig bleiben bis ins hohe Alter. Gute Freunde sind unschätzbar wichtig. Gleichzeitig sollten wir ein ruhiges Leben führen. Nicht umsonst schneiden bei Langlebigkeitsstudien Menschen, die auf dem Dorf geboren werden, dort geheiratet haben, nie weggezogen sind, ein paar Kinder bekommen haben, sich nie scheiden lassen haben und dazu noch einen Garten bewirtschafteten, besonders gut ab. Sie erfüllen einfach viele der Kriterien, die auch auf die Hunza, die Menschen auf Okinawa, Abchasien und Sardinien zutreffen.

„Zufrieden mit dem, was man hat, ist wahrer Reichtum."

Lao Tseu

Zusammenfassend lässt sich sagen, dass wir begreifen müssen, dass bestimmte Abläufe in unserem Körper automatisiert erfolgen und weder durch starken Willen noch Ignorieren von Tatsachen zu beeinflussen sind. Wir müssen uns der Tatsache stellen, dass wir unsere Lebenseinstellung diesen, von der Evolution vorgegebenen automatisierten Abläufen anpassen müssen, wenn wir gesund bleiben wollen. Das bedeutet, langanhaltende Stresssituationen zu vermeiden, während kurzzeitiger Stress kein Problem für unsere Gesundheit darstellt. Gert von Kunhardt schreibt dazu in seinem Buch, „Ein Leben lang leben", folgendes: „Stress wird noch immer unterschätzt. Er beeinflusst das gesamte Leben, nicht nur die Lebensqualität, sondern in direkter Folge auch die Gesundheit und Lebenserwartung. Einer aktuellen Studie zufolge ist Stress ebenso häufig Ursache für einen Herzinfarkt wie der Nikotinkonsum oder die Erkrankung des Fettstoffwechsels zusammengenommen." Ich denke, dem ist nichts hinzuzufügen. Ein weiterer wichtiger Punkt ist die Tatsache, dass Stress die Körperzellen vorzeitig altern lässt. Das hat ein Forscherteam um Elissa Epel von der University of California in San Francisco herausgefunden. Diese stellten fest, dass die Immunzellen von Frauen, die seit Jahren unter starkem Stress litten, ziemlich alt aussahen. Die Chromosomenenden dieser Frauen waren deutlich kürzer als bei Frauen, die unter weniger Stress litten. Veröffentlicht wurde dies im Fachblatt PNAS (Online-Vorabveröffentlichung). Und wir sollten begreifen, das fast alles, was wir tun und wie wir es tun, durch in unserem Unterbewusstsein abgespeicherte Denkmuster gesteuert wird, die wir nur durch ständig wiederholtes Nachdenken über uns selbst verändern können. Vor allem aber müssen wir älteren Menschen vermitteln, dass sie aktiv bleiben müssen. Geistige und körperliche Aktivität bis zum Ende heißt die Maxime. Ein Rentnerleben im Fernsehsessel ist jedoch bereits der erste Sargnagel.

Zusammenfassung

Körper Geist und Seele bilden immer eine untrennbare Einheit, deshalb ist es wichtig sein Leben nach möglichst vielen der nachfolgend aufgeführten Punkte auszurichten:

- vermeide langfristigen Stress
- führe ein ruhiges ausgeglichenes Leben
- bleibe standorttreu und lebe monogam
- umgib dich mit positiv denkenden Menschen
- tue etwas für andere, das macht dich glücklich
- finde deine „innere Mitte“
- sei zufrieden mit dem, was du hast
- empfinde Dankbarkeit für das, was du bekommst
- ersetze das Wort „Erwartung“ durch das Wort „Hoffnung“
- vermeide Wut und Hass, lerne Vergebung
- lerne dich selbst zu lieben, nur so kannst du andere lieben

- beginne jeden Morgen mit ein paar Dingen, über die du dich freust
- suche dir ein paar wirklich gute Freunde
- bleibe aktiv und gesellig bis ins hohe Alter
- Arbeite so lange du kannst, nur nicht zu viel
- achte deinen Körper, du hast nur den einen
- bewege dich regelmäßig, nur nicht zu viel (joggeln statt rennen)
- sei gläubig oder spirituell
- nutze die Kraft deines Unterbewusstseins

3. Abhärtung

Gesund bleiben und lang leben will jedermann, aber die wenigsten tun etwas dafür. Wenn die Menschen nur halb so viel Sorgfalt darauf verwenden würden, gesund zu bleiben und verständig zu leben, wie sie heute darauf verwenden, um krank zu werden, die Hälfte ihrer Krankheiten bliebe ihnen erspart.

Pfarrer Sebastian Kneipp

Welch wahre Worte eines Mannes, der schon Mitte des 19. Jahrhunderts erkannte, dass es der Mensch selbst in der Hand hat seine Gesundheit zu beeinflussen. Und schon damals war es der Mensch, der nicht verstanden hat, dass Gesundheit kein Geschenk Gottes oder ein glücklicher Zufall ist, sondern das Ergebnis einer bestimmten Lebensweise. Insofern hat dieses Zitat, das fast 200 Jahre alt ist, nichts von seiner Aktualität verloren. Doch was ist nun unter Abhärtung zu verstehen, was macht sie so bedeutsam?

„Unter Abhärtung versteht man im heutigen Sprachgebrauch Maßnahmen, die das Immunsystem des Körpers stärken und ihn damit weniger anfällig gegen Krankheiten machen sollen, vor allem gegen Erkältungen und grippale Infekte“ (16). Im Grunde geht es also darum, die Abwehrkräfte des Körpers zu stärken, um auf diese Art Krankheiten vorbeugen zu können.

Wissenschaftlich ist diese These bis heute umstritten, da es keine Studien gibt, die den Zusammenhang zwischen Abhärtung und Gesunderhaltung eindeutig belegen. Dem gegenüber stehen die Erfahrungswerte der Menschen, die sich regelmäßig abhärten und sehr wohl über positive Effekte auf ihre Gesundheit berichten. Da ich selbst ein überzeugter Anhänger der Abhärtung bin, weiß ich in diesem Zusammenhang, wovon ich spreche. Um welche Maßnahmen handelt es sich nun in Bezug auf Abhärtung? Im Wesentlichen sehe ich hier drei Methoden, die einen signifikanten Einfluss auf die Erhöhung der Widerstandsfähigkeit unseres Körpers gegen Krankheiten haben.

1. Sauna/ Wechselduschen

Saunieren ist eine weit verbreitete Möglichkeit den Körper wechselseitig warmen und anschließend kalten Reizen auszusetzen. Dadurch erzielen wir eine verbesserte Thermoregulation des Körpers. Bei hohen Temperaturen in der Sauna erweitern sich die Blutgefäße, beim anschließenden Sprung in das kalte Wasser, ziehen sich die Blutgefäße durch den Temperaturschock wieder zusammen. Durch diesen Effekt werden die Gefäßwände unserer Blutgefäße beweglich gehalten, was unserem Herz/Kreislaufsystem zugutekommt. Der Körper lernt auf immer wiederkehrende äußerliche Reize angemessen zu reagieren. Dies bedeutet zum einen ein Training der komplexen Vorgänge im Immunsystem. Zum anderen wappnet die größere Zahl der Immunzellen den Körper besser gegen Krankheiten (17). Dies konnten Forscher des Kompetenzzentrums für Naturheilverfahren der Universität Jena in einer Studie zur Wirkung von Wasseranwendungen auf das Immunsystem feststellen.

Das gleiche Wirkprinzip wie bei der Sauna finden wir beim wechselwarmen Duschen. Nur ist es noch einfacher ohne zusätzlichen Aufwand von jedem zuhause durchführbar. Da ich selbst diese Methode seit über 15 Jahren anwende, kann ich aus eigener Erfahrung berichten, dass es ein herrliches Gefühl ist, wenn ich nach einer warmen und anschließen eiskalten Dusche meine Waschkaue verlasse. Dann sind selbst 10 Grad minus im Freien kein Problem, da die Kälte dem Körper nichts mehr ausmacht und sich stattdessen eine wohlige Wärme breitmacht. Erkältungen oder gar eine Grippeerkrankung sind für mich zum Fremdwort geworden. Ich weiß aber auch, wie schwer es ist, die verweichlichten Mitmenschen davon zu überzeugen, vom „Warmduscher“ zum „Wechselduscher“ zu werden. Deshalb sollten die Neueinsteiger erst einmal mit kalten Fuß- und Wadenduschen beginnen und sich dann langsam nach „oben“ arbeiten.

2. Bewegung

Ich vermeide an dieser Stelle ganz bewusst das Wort „Sport“, sondern fordere Bewegung ein. Bewegung an der frischen Luft kann alles sein, von der Fahrradtour über den Spaziergang bis zur Gartenarbeit. Sport in der gemäßigten Form gehört natürlich auch zu den sinnvollen immunstärkenden Aktivitäten, da jedoch bei vielen Sportlern der Leistungsgedanke im Vordergrund steht, sehe ich solche Art von Bewegung kritisch. Der einfache Grund ist die Tatsache, dass hohe körperliche Belastungen durch zum Beispiel lange Läufe mit hoher Intensität (Marathon) nachgewiesenermaßen schädigend für unser Immunsystem sind. Deshalb gilt die Devise „ruhig aber stetig“. Nicht umsonst gilt heute der Spruch „Sitzen ist das neue Rauchen“. Der Mensch ist von der Evolution als Bewegungsgeschöpf erschaffen worden. Das haben wir in den letzten Jahrzehnten ignoriert und uns Arbeitsplätze geschaffen, die sich in warmen Räumen befinden, in denen wir gemütlich mit ausgetrockneten Schleimhäuten am Schreibtisch sitzen und auf die beginnende Arthrose oder den Bandscheibenvorfall warten. Wenn wir dann Feierabend haben, fahren wir mit dem Fahrstuhl aus dem Büro in die Tiefgarage, fahren mit dem Auto die 3 km bis nach Hause, öffnen das automatisch funktionierende Hoftor, fahren in die Garage, schließen mit einem Knopfdruck das elektrische Garagentor, schleppen uns dann 10 m in die warme Stube versinken im Fernsehsessel und bedienen mit der Fernbedienung den Fernseher. Schöne neue Welt – aber genau das ist unser Problem. Denn die Bewegung ist es, die unsere Lymphen aktiviert, da in den Lymphknoten unsere Immunzellen auf die Erreger treffen. Die Lymphflüssigkeit wird aber nur durch Muskelaktivität transportiert. Eine einfache Möglichkeit, die Bewegung der Lymphflüssigkeit im Körper zu fördern, ist zum Beispiel das Herumhüpfen auf einem kleinen Trampolin. Hier genügen 10 bis 15 min täglich aus und das sollten auch die größten Bewegungsmuffel noch schaffen. Durch Bewegungsarmut funktioniert der Abtransport der Lymphflüssigkeit allerdings nicht mehr, das Ergebnis ist eine geschwächte Immunabwehr – wir werden krank. Deshalb ist ausreichende Bewegung vom Kindesalter (zum Aufbau eines starken Knochen-, Muskel- und Skelettsystems) bis ins hohe Alter zur Aufrechterhaltung einer gewissen Beweglichkeit und zur Vorbeugung von Krankheiten absolut unverzichtbar.

3. *Earthing*

Hinter diesem Begriff verbirgt sich nichts anderes als das Barfußlaufen. Was wir früher als Kind noch als normal angesehen haben, ist heute als erwachsener Mensch vollkommen aus der Mode gekommen. Dabei wird die Bedeutung und die sich daraus ergebenen Folgen für unsere Gesundheit vollkommen unterschätzt. Und in diesem Zusammenhang sind vor allem zwei Aspekte zu beachten.

1. Barfußlaufen kann körperliche Symptome die durch das Tragen von Schuhen hervorgerufen werden, bekämpfen. Dazu gehören die Stärkung der Bänder und Sehnen sowie der Fußmuskulatur. Es richtet die Fußgewölbe auf und beugt damit Senk- und Plattfüßen vor. Es dient als Pumpe für die Venen- und Wadenmuskulatur und massiert die Fußreflexzonen, beugt Fußpilz vor und hilft bei Fußschweiß. Die Evolution hat den Menschen als Barfußläufer entwickelt und nicht vorgesehen, dass wir unsere Füße in High Heels und Moon Boots quetschen, die zu ganz anderen Belastungen unseres Körperskeletts führen. Die Folge sind dann daraus folgende Zivilisationskrankheiten, wie Haltungsschäden, muskuläre Probleme oder der berühmt berüchtigte Hallux Valgus bei Frauen. Durch das Barfußlaufen verbessern sich die Sensorik und die Kraft der Füße, das Fußgewölbe kann sich besser ausbilden, da sich die Muskeln und Rezeptoren ständig dem Untergrund anpassen müssen. Gerade für Kinderfüße fördert die Reizvielfalt die Fußmuskulatur und beugt durch die Förderung der korrekten Zehenstellung und Körperhaltung Senk-, Knick-, Plat-t und Spreizfüßen vor, da das Barfußlaufen den uns angeborenen Ballengang fördert. Der durch das Tragen von Schuhwerk geförderte Fersengang verhindert dagegen ein

gutes Abfedern der beim Laufen entstehenden Kräfte, was eine zusätzliche Belastung für unsere Knochen und Gelenke darstellt. (18)

Was ist nun die Lösung? Da wir im täglichen Leben insbesondere in Städten nur schwerlich den ganzen Tag barfuß laufen können, bieten sich als Alternative Barfußschuhe an. Diese sind sehr flexibel und haben eine sehr dünne Sohle, die auf diese Weise das Barfußlaufen nachahmt. Wir haben wieder direkten Kontakt zum Untergrund, der unsere Fußmuskulatur ständig dazu zwingt sich anzupassen. Dieser ständige Anpassungsprozess stärkt die Muskulatur und beugt somit daraus folgende Haltungsschäden oder Rückenproblemen vor. Gleichzeitig fördert diese Art des Laufens die sinnliche Wahrnehmung unserer Umwelt, da wir uns durch den Ständigen direkten Kontakt mit dem Untergrund viel bewusster bewegen.

2. Unter dem Begriff „Earthing“, auf gut deutsch „heilendes Erden“, versteht man die Verbindung des Menschen mit der direkten Erdoberfläche, indem man z.B. barfuß im Freien läuft oder sich direkt auf die Erde setzt oder legt. Auf diese Weise ist man mit der freien Oberflächenenergie der Erde verbunden und kann diese aufnehmen. Das sogenannte Erden ist einfach und wirkungsvoll. Es soll heilend auf Körper, Geist und Seele wirken (19). Durch unsere moderne Lebensweise haben wir jedoch zunehmend diesen direkten Kontakt zur Erde verloren, da durch die Einführung von Plastik- und Gummisohlen sowie eine zunehmende Lebensweise in geschlossenen Räumen dieser direkte Kontakt verloren gegangen ist. Doch was ist so wichtig an einem direkten Kontakt des Körpers mit der Erde? Dazu müssen wir uns vergegenwärtigen, dass das mensch-

liche Leben auf bioelektrischen Vorgängen beruht. Jede einzelne Zelle unseres Körpers hat eine elektrische Spannung von ca. 70 Millivolt. Unser Körper besteht aus Atomen, diese wiederum aus Protonen, Neutronen und Elektronen. Auf der Außenschale eines Atoms befinden sich Elektronen. Die Elektronen und Atome folgen Quanten, QED, Photonik und elektromagnetisch-statischen Gesetzen- oder auch Energetik. Unsere Zellen kommunizieren durch(20):

- elektromagnetische Strahlung EMR
- elektromagnetisch-statische freie Elektronen oder Protonen
- intrazellulär ionisch geladene Partikel
- extrazellulare ionisch geladene Partikel
- große paramagnetische Molekülsubstanzen
- Blutkreislauf des Sauerstoffs
- die Vibrationen oder die Zyklen jedes dieser Transfers ist die Bearbeitungsfrequenz

Wie wir sehen können, ist der Körper ein elektrisch funktionierendes Wunderwerk, in dem den Elektronen eine ganz besondere Bedeutung zukommt. Freie Radikale sind instabile Sauerstoffverbindungen, denen ein Elektron fehlt. Auf der Suche nach einem freien Elektron gelangen sie zu den Zellen, denen sie dieses Elektron „entreißen“. Die Zellen werden durch diesen Vorgang, den man Oxydation nennt, geschädigt. Ein gesundes starkes Immunsystem kann normalerweise mit freien Radikalen umgehen, ein schwaches nicht. Diesen Vorgang bezeichnet man auch als „oxydativer Stress“. Die geschädigten Zellen greifen nun ihrerseits gesunde Zellen an, es entsteht ein Teufelskreislauf mit immer mehr geschädigten Zellen. Dieser Vorgang kann beispielsweise die Entstehung vieler Krankheiten, u.a. Krebs, begünstigen. Um oxydativen Stress zu vermeiden gibt es zwei Möglichkeiten:

1. Vermeidung der Zuführung von Giftstoffen in den Körper sowie Vermeidung von chronischem Stress – beides führt vermehrt zur Bildung von freien Radikalen, lässt sich aber in unserer heutigen Arbeitswelt oft nicht wirklich umsetzen
2. Steigerung der Zufuhr von minus geladenen freien Elektronen die auf der Erde, insbesondere nach Gewittern reichlich vorhanden sind durch Barfußlaufen

Da wie schon gesagt Punkt 1 sich in der Realität nur teilweise umsetzen lässt, sollten wir Punkt 2 ins Auge fassen. Denn freie Elektronen von der Erdoberfläche sind kostenlos und leicht zu bekommen – wir müssen uns nur einmal dazu durchringen und unsere Schuhe ausziehen. Wer das absolut nicht möchte, kann als Alternative auch auf Lederschuhe mit Ledersohle zurückgreifen, da Leder die Elektronenaufnahme nicht verhindert. Wir erinnern uns in diesem Zusammenhang an die alten Indianer mit ihren Mokkassins.

In einer Studie des Journal of Environmental and Public Health mit dem Titel „Reconnecting the Human Body to the Earth‘s Surface Electrons“ wird postuliert, das das Erden eine mögliche Behandlung/Lösung für eine Vielzahl von chronischen degenerativen Erkrankungen darstellen könnte. Sie kamen zu dem Schluss, dass der Kontakt mit der Erde … als eine natürliche und „tief wirksame Umweltstrategie“ gegen chronischen Stress, ANS Dysfunktion, Entzündungen, Schmerzen, schlechten Schlaf, gestörte HRV, hyperkoagulierbares Blut und viele weitere häufige Erkrankungen dienen könnte.

Dr. James Oschman sagte zum Thema Erden:

„Subjektive Berichte, dass das barfuß auf der Erde gehen die Gesundheit verbessert und das Wohlbefinden fördert, finden sich in der Literatur und in den Praktiken verschiedener Kulturen auf der ganzen Welt. Aus verschiedenen Gründen zögern viele Menschen, draußen barfuß zu gehen, es sei denn, sie sind im Urlaub am Strand.“

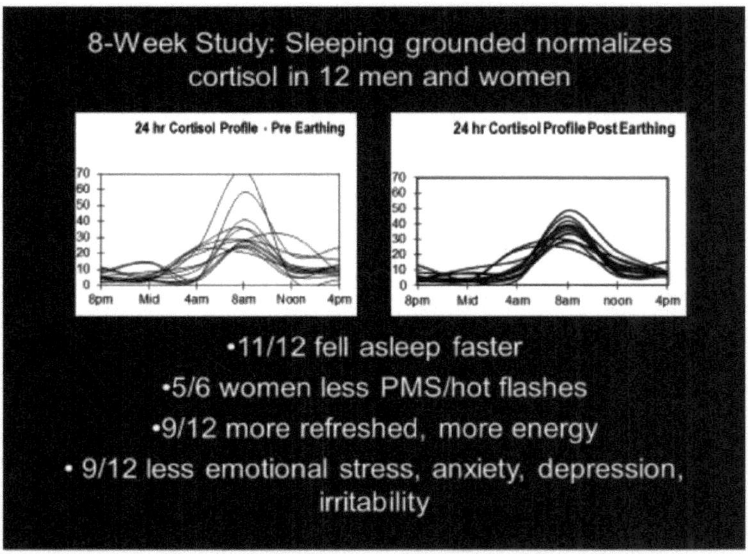

8-Wochen Studie bei 12 Männern und Frauen: 11/12 schlafen schneller ein 5/6 der Frauen haben weniger Hitzewallungen 9/12 fühlen sich erfrischter und haben mehr Energie 9/12 fühlen weniger emotionalen Stress, haben weniger Ängste, Depression und sind weniger reizbar

Abb.1

Abbildung 1 zeigt die Ergebnisse einer Studie, die die Auswirkungen der Erdung während des Schlafes im Laufe von acht Wochen untersucht hat. Hierbei wurde die Entwicklung des Cortisolspiegels über 24 h untersucht. Das Ergebnis zeigt eindeutig die positiven Auswirkungen der Erdung (21).

Dr. Jospeh Mercola kam zu dem Schluss: „Dieser einfache Prozess des Erdens ist eine der stärksten Antioxidantien, die wir kennen. Vom Erden wird gesagt, dass es Schmerzen lindert, Entzündungen hemmt, den Schlaf verbessert, das Wohlbefinden erhöht und vieles mehr. Leider sind viele Menschen, die in den entwickelten Ländern leben, kaum mehr geerdet".

Zusammenfassung

- gehe so oft es geht an die frische Luft
- bewege dich bis ins hohe Alter
- stärke deinen Körper durch Wechselduschen
- ein regelmäßiger Saunagang ist immer gut
- laufe bei jeder Gelegenheit barfuß (besonders nach einem Gewitter)
- wer nicht barfuß laufen möchte, trägt wenigstens Barfußschuhe
- barfußlaufen ist ein Teil der Abhärtung des Körpers und versorgt dich mit Elektronen

4. Ernährung

„Deine Nahrungsmittel seien deine Heilmittel.“ Hippokrates, griechischer Arzt

„Die Ernährung des Menschen, besteht aus Getränken und Nahrungsmitteln, dient dem Menschen zum Aufbau seines Körpers sowie zur Aufrechterhaltung seiner Lebensfunktionen. Sie beeinflussen auch sein körperliches, geistiges, physiologisches und soziales Wohlbefinden. Der bewusste Umgang mit der Zufuhr von fester Nahrung und Flüssigkeit ist zudem ein fester Bestandteil der menschlichen Kultur und vieler Religionen und Weltanschauungen“ (22). Soviel zur Definition von Ernährung. Doch was so einfach und einleuchtend klingt, ist in unserer Zeit zu einem undurchdringlichen Dschungel an „wissenschaftlichen Erkenntnissen“, Erfahrungen, Vorschriften und ideologisch bestimmten Empfehlungen geworden, die den normalen Verbraucher nur noch ratlos zurücklassen, mit der Frage – was darf ich denn nun noch essen? Sagt es nicht viel über den Zustand der Menschen aus, dass wir ihnen beibringen müssen, was die richtige Ernährung für sie ist. Tiere brauchen keinen Ernährungsberater. Wir werden tagtäglich in Zeitschriften mit den neuesten Ernährungstrends, den neuesten Superfoods und den ultimativen Superdiäten konfrontiert, doch was ist nun das Richtige? Und ob nun Low Fat, Low Carb, ob Paleo oder vegetarisch oder doch vegan – kaum jemand kann doch sinnvoll begründen, was für uns das Richtige ist. Ich halte den ganzen Hype um die verschiedenen Ernährungsformen für zumindest teilweise großen Unsinn und vor allem durch wirtschaftliche Interessen getrieben. Hierzu ist es sinnvoll, auf den Wert der Studien einzugehen, die uns ständig neue wissenschaftliche Beweise für die „richtige" Ernährungslehre vermitteln wollen. Dazu die Aussage von Professor Andreas Pfeiffer, Endokrinologe und Ernährungswissenschaftler in einer Sendung der ARD zum Thema „Was taugen Ernährungsstudien". „Professor Pfeiffer nennt als einen Grund für die widersprüchlichen Studien, dass es kompliziert und aufwendig sei, aussagekräftige Ernährungsstudien durchzuführen. Schließlich könnten Menschen nicht über einen längeren Zeitraum unter Laborbedingungen untersucht werden – wie Versuchstiere. Und nicht alle Studien sind optimal konzipiert. Manche haben z.B. zu wenig Teilnehmer. Die Ergebnisse sind dann eher zufällig. Unterschiede, die es zwischen den Menschen gibt, fallen stärker ins Gewicht. Aber das sind nicht die einzigen Probleme.(…) In Ernährungsstudien werden die Teilnehmer häufig rückblickend über ihre Ernährungsweise und ihren Gesundheitszustand der letzten Jahre befragt (…) Der Nachteil: Wer erinnert sich schon präzise daran, was er Monate oder Jahre zuvor gegessen hat? (…) Aber selbst gut gemachte und sehr teure Studien haben einen Haken: Die Probanden leiden in aller Regel bereits an einer Vorerkrankung (…) Da stellt sich die Frage, ob sich die Ergebnisse auf Gesunde übertragen lassen. Dafür gibt es zahlreiche Hinweise, sagt Prof. Pfeiffer. Zwar mache eine ungesunde Ernährung nicht sofort krank. Aber Pfeiffer geht davon aus, das die Ernährungsweise im mittleren Lebensalter mitbestimmt, wie groß das Risiko für chronische Zivilisationserkrankungen ist, die meist im Alter von 50, 60 oder 70 Jahren auftreten." (23)

Und das sind nicht die einzigen Probleme von Ernährungsstudien. Grundsätzlich sollte man bei Studien aller Art immer auch einmal darauf blicken, wer sie in Auftrag gegeben und wer sie bezahlt hat. Denn es sind leider häufig auch bestimmte Interessen, die hinter Studienergebnissen stehen. Das ist jedoch vom normalen Verbraucher nur schwer nachzuvollziehen. Deshalb möchte ich mich an dieser Stelle dem Thema Ernährung von einer eher pragmatisch ausgerichteten Seite nähern. Und dazu möchte ich zu Beginn dieses Kapitels noch einmal auf die besonders langlebigen Bewohner von Okinawa, Ikaria, Sardinien oder Abchasien zu sprechen kommen. Was ist allen diesen Völkern gemeinsam – sie alle kennen keine Ernährungsratgeber. Sie leben ihr Leben in ihren ihnen vorgegebenen Traditionen, sie essen dass, was schon ihre Vorfahren gegessen haben, und es scheint so, als ob sie damit alles richtig machen. Vermutlich würden sie über den Hype, den wir in unserer westlichen Zivilisation um das Essen veranstalten, nur verständnislos den Kopf schütteln. Doch wovon ernähren sich diese Völker?

Okinawa – Auf Okinawa werden vorwiegend Süßkartoffeln, Reis, Algen, Fisch, sowie etwas Schweinefleisch, Gemüse, Hülsenfrüchte, Sojabohnen und ein Schlückchen Reiswein verzehrt.

Hunza – Die Hunza leben vorwiegend von etwas Weizen und Roggen, die sie zu Tortillas verarbeiten, ein wenig Tomaten und Kohl, sowie Pfirsichen und Fleisch von Pferden, Ziegen, Kamelen, Ochsen, Eiern, Milch, aus der Käse und Joghurt hergestellt wird, gekocht wird in Butter.

Oimjakon (Sibirien) – auch im tiefsten Sibirien werden die Menschen sehr alt, obwohl die Vegetationsperiode sehr kurz ist, werden in dieser Zeit Gemüse und Kartoffeln angebaut, eigene Kühe liefern etwas Milch und ansonsten gibt es Pferdefleisch. Schnaps und Zigaretten runden dieses karge Leben ab. Die Menschen machen sich jedoch keine Sorgen, ob das gesund ist oder nicht.

Sardinien – Hier gibt es die typische Mittelmeerkost mit Olivenöl, selbst angebautes Gemüse und Obst, Schaf,- Ziegen- und Schweinefleisch, überraschenderweise lehnen die in den Bergen wohnenden, besonders alt werdenden Sarden Fisch als Nahrungsmittel ab, Rotwein und Zigaretten gehören jedoch unverzichtbar dazu.

Was lernen wir nun aus der Ernährungsweise dieser langlebigen Völker? Zunächst einmal kann man feststellen, dass es offenbar nicht die eine gesunderhaltende Ernährungsweise gibt. Die Ernährungsweise scheint auf den ersten Blick sehr unterschiedlich zu sein und doch gibt es einige sehr wesentliche Gemeinsamkeiten.

1. Alle Völker haben Gemüse als einen wesentlichen Bestandteil ihrer Nahrung
2. Fleisch ist zwar Bestandteil der Nahrung aller dieser Völker, jedoch erfolgt der Verzehr nicht im Übermaß
3. Die wesentlichen Hauptbestandteile (Fleisch, Gemüse) werden in der Regel selbst produziert
4. Kargheit und Verzicht beim Essen kennzeichnen die meisten Völker
5. Diese Völker machen sich keine Gedanken über Fleisch oder Gemüse, Bio oder nicht, sie essen das, was ihre Tradition ihnen vorgibt
6. Sie leben in einer weitgehend natürlichen Umwelt, in der Regel in ländlichen Regionen

Nun könnten wir an dieser Stelle das Kapitel Ernährung abschließen, doch so einfach möchte ich den geneigten Leser dieser Zeilen nicht davon kommen lassen. Denn zunächst möchte ich an dieser Stelle mit dem Mythos aufräumen, das es vor allem die gute Genetik ist, die uns alt werden lässt. Dazu gab es eine Meta-Studie der Firma Calico Life Sciences, die dazu Datensätze von 400 Millionen Menschen ausgewertet hat, und zu dem Ergebnis kam, dass die Genetik nur zu 7% daran beteiligt ist, wie alt wir werden. Viel weniger als bisher immer vermutet. Graham Ruby, der die Studie leitete und diese im Fachmagazin der Genetics Society of America veröffentlichte, kam zu dem Schluss: „Die Gene verraten uns sehr viel über die Biologie des Alterns. Die Lebensdauer gehört offenbar nicht dazu."

Auf die Gene für Langlebigkeit der 100-jährigen Uroma können wir uns also nicht verlassen. Andererseits heißt das aber auch, dass wir es zum Großteil selbst in der Hand haben, so zu leben, dass hohes Alter möglich ist. (24)

Und genau diese Aussage, das wir es zum größten Teil selbst in der Hand haben, unser Alter zu beeinflussen, ist enorm wichtig, steht sie doch im eklatanten Widerspruch zu der oft von Ärzten getroffenen Aussage bei Krankheiten – das liegt an Ihren Genen. Denn während die eine Aussage uns Ohnmacht und die Unmöglichkeit der Beeinflussung unserer Situation suggeriert, gibt uns die andere Aussage die Hoffnung und die Möglichkeit, unsere Situation selbst beeinflussen zu können, und genau darauf kommt es an.

Nun aber zurück zur Ernährung. Befassen wir uns an dieser Stelle zunächst einmal mit den Grundbausteinen unserer Nahrung. Diese bestehen aus: Fetten, Eiweißen, Kohlenhydraten als Makronährstoffen sowie den Vitaminen, Enzymen, Mineralien, Spurenelementen und Faserstoffen als Mikronährstoffen.

Fette – liefern dem Körper Energie und werden in gesättigte und ungesättigte Fettsäuren unterteilt. Gesättigte Fettsäuren sind tierischen Ursprungs, ungesättigte Fettsäuren stammen aus Pflanzen und werden allgemein als günstiger für den Körper beurteilt. Fette sind unerlässlich bei der Verarbeitung fettlöslicher Vitamine im Körper.

Eiweiße – Die Grundbausteine der Eiweiße (Proteine) sind 20 Aminosäuren, von denen der Körper nur 12 selbst herstellen kann (semiessenziell). Die anderen 8 Proteine muss der Mensch über die Nahrung aufnehmen (essenziell). Diese kommen in Getreide, Gemüse und tierischen Produkten vor.

Kohlenhydrate – Kohlenhydrate sind Stärke- bzw. Zuckerverbindungen. Nicht isolierte Kohlehydrate spenden Kraft und Energie, isolierte Kohlehydrate (Weißzucker) sind leer und somit reine Energie. Diese sind bei starker Zuführung gefährlich für die Organe.

Vitamine – Wir kennen heute 13 klassische Vitamine. Das sind Vitamin A, B1, B2, B6, B12, Folsäure, Biotin, Vitamin C, D, E, K, Niacin und Pantothensäure. Vitamin A, D, E, K sind fettlösliche Vitamine und können im Körper gespeichert werden. Alle anderen Vitamine sind wasserlöslich und können nur in sehr geringem Maß im Körper gespeichert werden, das bedeutet, dass wir sie für eine optimale Versorgung des Körpers regelmäßig zu uns nehmen müssen. Vitamine halten unzählige Körperfunktionen am Leben und sorgen dafür, dass unser Stoffwechsel funktioniert. Sie sorgen dafür, dass in jeder Zelle, in jeder Sekunde unzählige biochemische Reaktionen erfolgen, die das Zellwachstum in Knochen, Zähnen und Gewebe fördern, Abwehrkräfte stärken, Heilungsprozesse angeregt werden, Blutzellen und Hormone gebildet werden sowie der Stoffwechsel und das Immunsystem funktionieren.

Mineralstoffe/Spurenelemente – Der Körper baut sie in Zähnen, Knochen und Eiweißverbindungen ein. Außerdem aktivieren Mineralstoffe Enzyme. Der Körper kann Mineralstoffe nicht selbst herstellen, wir müssen sie über unsere Nahrung aufnehmen. Mineralien helfen beim Bau von Zellen und wirken an unzähligen Stoffwechselvorgängen im Körper mit. Wichtige Mineralstoffe sind: Kalzium, Magnesium, Natrium, Kalium, Phosphor, Chlorid. Die wichtigsten Spurenelemente sind Eisen, Jod, Fluor, Zink, Selen, Kupfer, Mangan, Chrom, Molybdän.

Warum ist es an dieser Stelle sinnvoll, sich mit all diesen Stoffen überhaupt auseinanderzusetzen? Es geht darum zu verstehen, wie unser Körper funktioniert und was er benötigt, um am Leben gehalten zu werden. Der Mensch ist im Grunde nichts anderes als ein auf biochemischen Prozessen beruhendes Kraftwerk. Das große Problem ist jedoch die Tatsache, dass unser Körper die großartige Eigenschaft besitzt, selbst bei schlechter Ernährung vor allem in jüngeren Jahren, Notstrategien zu entwickeln, die nicht sofort zu Krankheiten führen. Das macht viele Menschen blind für die Risiken einer schlechten Ernährung. Krankheit hat in der Regel immer einen längeren Entstehungsprozess, der die Menschen, die sich schlecht ernähren, in dem Glauben lässt, dass eine schlechte Ernährung kein Problem sei. Hierzu ein Beispiel, das ich selbst erlebt habe: Vor einigen Jahren saß ich mit einem Arbeitskollegen zusammen, der gerade eine Dose eines Energydrinks zu sich nahm. Da mir bekannt war, dass dieser Kollege sich dieses „Getränk" wöchentlich palettenweise zuhause anliefern ließ und schon während seiner täglichen Arbeit sechs Dosen konsumierte, eröffnete ich ihm meine These, dass er aus meiner Sicht noch vielleicht zwei Jahre hätte, bevor ihn entweder Herzinfarkt, Schlaganfall oder Krebs heimsuchen würden. Er nahm das gleichgültig mit der Bemerkung, „dann ist das eben so", zur Kenntnis. Mir war klar, dass weitere Mahnungen, dass er dabei ist, seine Gesundheit zu zerstören, sinnlos waren. Ich hatte leider Recht. Nur ca. zwei Monate nach unserer Unterhaltung bekam dieser Kollege einen Schlaganfall, kurze Zeit später einen zweiten. Nun ist dieser Kollege Mitte vierzig und hatte viele Jahre exzessiv viele Energydrinks zu sich genommen und sich dazu auch noch äußerst schlecht ernährt und trotzdem konnte sein Körper etliche Jahre damit umgehen, bevor es dann zum Zusammenbruch kam. Das zeigt uns, wie leidensfähig der menschliche Organismus ist und dass die Entwicklung schwerer Krankheiten, die zum allergrößten Teil Stoffwechselerkrankungen sind, oft viele Jahre dauert. Es zeigt uns aber auch eines der Hauptprobleme unserer heutigen Zeit – die völlige Gleichgültigkeit und Verantwortungslosigkeit vieler Menschen ihrem eigenen Körper gegenüber.

Deshalb müssen wir verstehen, dass unser Körper nur dauerhaft gut funktioniert, wenn er die für die biochemischen Prozesse, die in uns ablaufen, notwendigen Stoffe in ausreichender Menge erhält. Und genau hier liegt das Problem. Wer kann beurteilen, ob das, was wir zu uns nehmen, diese Stoffe in ausreichendem Maß enthält? Eine eindeutige Antwort auf diese Frage wird es nicht geben. Das ist aus meiner Sicht auch nicht notwendig, denn der Mensch selbst kann beurteilen, ob das, was er isst, das Richtige ist. Er wird es an seinem Wohlbefinden spüren. Trotz allem sollten wir einige grundsätzliche Dinge bezüglich unserer Nahrung wissen und beachten.

Beginnen wir also mit den **Kohlenhydraten**, die bei den meisten Menschen einen Großteil der verzehrten Nahrung ausmachen. Brot, Nudeln, Kartoffeln und Reis sind wohl die prominentesten Vertreter der Kohlenhydrate. Aber auch Fleisch, Fisch, Obst und Gemüse enthalten Kohlenhydrate, wenn auch bis auf Obst in deutlich geringeren Mengen. Da die Kohlenhydrate aus Zuckermolekülen bestehen, werden diese in drei Gruppen eingeteilt. Es gibt Kohlehydrate aus Einfachzucker, Zweifachzucker und Mehrfachzucker. Vor allem Einfachzucker (Glucose und Fructose) und Zweifachzucker (Saccharose) sind die Form der Kohlenhydrate, die für die menschliche Ernährung besonders problematisch sind. Besonders Zweifachzucker (Weißzucker) ist heute in fast allen verarbeiteten Nahrungsmitteln enthalten. Unsere ursprüngliche Nahrung kannte diese Form des Zuckers nicht, da er reine Energie liefert. Was ist nun das problematische an einem hohen Konsum von besonders Zweifachzucker? Es ist die Verarbeitung im Stoffwechselprozess des Körpers. Wenn wir Zucker zu uns nehmen, erhöht sich der Zuckerspiegel im Blut plötzlich sehr stark. Die Bauchspeicheldrüse muss Insulin ausschütten, um den Zucker in die Zellen zu transportieren, dort wird er mit Sauerstoff zu Energie (ATP) umgewandelt. Das ist bei hohen Leistungsanforderungen an den Körper auch nicht so dramatisch, das Problem besteht darin, dass der moderne

Mensch nicht ständig Marathon läuft oder schwer körperlich arbeitet, sondern gemütlich hinter seinem Schreibtisch sitzt. Der Körper braucht die Energie nicht, folglich wird der überschüssige nicht benötigte Zucker als Energiereserve im Körper gespeichert – wir bauen Fettzellen auf, eine in der Evolution angelegte Vorsorgemaßnahme des Körpers für schlechte Zeiten. Ein weiteres Problem des Zweifachzuckers besteht in den massiven Insulinausschüttungen beim Konsum zuckerhaltiger Nahrungsmittel. Die Bauchspeicheldrüse leidet unter dem ständigen „Zuckertsunami", der sich im Blut abspielt. Irgendwann funktioniert die Insulinproduktion dann nicht mehr richtig – wir bekommen Diabetes. Und dass mittlerweile fast 8 Millionen Deutsche an Diabetes erkrankt sind, kann ich nur noch als Pandemie bezeichnen. Wie viele Millionen zusätzliche Diabeteserkrankungen wollen wir denn noch achselzuckend hinnehmen, wie viele Kinder müssen denn noch an Diabetes erkranken, bevor die Eltern begreifen, dass Bewegungsarmut bei gleichzeitig hoher Energiezuführung ihre Kinder krank macht und eine potenziell kranke Generation produziert. Wann wollen wir begreifen, dass uns die Kosten für unser Gesundheitssystem eines Tages um die Ohren fliegen werden, wenn wir so weitermachen? Die Zusammenhänge sind längst bekannt, es passiert aber bisher viel zu wenig, das ist ein Armutszeugnis.

Die nachfolgende Tabelle enthält einen Überblick über Zuckergehalte einiger Nahrungsmittel. Wir sollten dabei bedenken, dass der empfohlene Zuckerverbrauch eines Menschen 25 g/Tag laut WHO beträgt.

Nahrungsmittel(pro 100g/100ml)	Gehalt an Zucker (g)
Ananas	11,3
Apfel	10,4
Apfelsaft	11
Banane	17
Blattsalat	0
Rotkohl	3
Brötchen	4
Bratkartoffel	3
Bonbons	97
Butterkeks	21
Cashewnüsse	6
Cola	12
Currywurst mit Soße	15
Eiscreme	20
Eistee	10
Energydrink	13
Fruchtsaft	10
Gouda Käse	0
Erbsen	1
Grüner Tee	0
Kartoffelsuppe	0
Limonade	11
Kakaomilch	20
Himbeere	5
Mehrkornbrot	2

Abb.2

Was können wir aus den in Abb. 2 (25) dargestellten Daten lernen? Wer seinen Zuckerkonsum auf ein gesundheitlich sinnvolles Niveau senken möchte, sollte zuerst seine Trinkgewohnheiten überprüfen. Wer täglich 11 Limonaden trinkt, nimmt 110 g Zucker zu sich, das ist mehr als das 4-fache des Tagesbedarfes. Wer dann noch zum Frühstück ein Marmeladenbrötchen, mittags eine Currywurst und ein gehaltvolles Abendbrot zu sich nimmt, kommt schnell auf den 6-fachen Wert dessen, was für den Körper im Allgemeinen gesund ist. Auch übermäßiger Obstkonsum fördert eine verstärkte Zuckeraufnahme. Leider haben es die Obstproduzenten und Züchter geschafft, unser Obst immer süßer zu züchten. Der heutige Apfel schmeckt uns halt süß am besten, früher war der Säuregehalt viel höher, der Zuckeranteil geringer. Das muss uns als Verbraucher bewusst sein, deshalb kann ich nur dazu aufrufen, Leute, kauft wieder alte Sorten, die zwar nicht so süß, dafür aber umso gesünder sind. Das große Problem mit Zucker ist aber die Tatsache, dass er in praktisch jedem verarbeiteten Nahrungsmittel vorkommt. Und ob nun als Fructose, Glukose oder Saccharose – Zucker ist Zucker. Der Unterschied zwischen Fruchtzucker und Weißzucker besteht lediglich in der Tatsache, dass Weißzucker (Glucose) erst im Körper aufgespalten werden muss und Insulin benötigt. Fructose braucht kein Insulin, um im Körper verstoffwechselt zu werden. Früher sah man darin einen Vorteil für Diabetiker. Dazu Stefan Kabisch, Studienarzt des Deutschen Institutes für Ernährungsforschung Potsdam: „Heute gibt es Hinweise darauf, das der Fruchtzucker bevorzugt als Fett eingelagert wird, vor allem in Form von Leberfett und viszeralem Bauchfett.“ (26)

Was lernen wir daraus: Zucker ist in unserer täglichen Nahrung in Form von Kohlenhydraten ausreichend vorhanden. Eine zusätzliche Aufnahme in Form von Weißzucker oder Fructose sollten wir weitestgehend vermeiden. Wenn schon Zucker verwendet wird, dann Fruchtzucker, da er den Insulinspiegel nicht in die Höhe treibt und einige Nähr- und Vitalstoffe enthält. Insbesondere Obst und Gemüse sind natürliche Fruchtzuckerlieferanten, allerdings sollte besonders der Verzehr von süßem Obst stark eingeschränkt werden. Wirklich gefährlich sind jedoch industriell hergestellte Fruchtzucker (oftmals in Form von Maissirup) der in verarbeiteten Nahrungsmitteln vorkommt, da er vom Verbraucher oft nur schwer zu erkennen ist. An dieser Stelle kann ich nur dazu aufrufen – Leute, nehmt euch die Zeit und kocht selbst mit frischen und regional erzeugten Produkten. Die Gesundheit wird es euch danken.

Protein (Eiweiß) ist der Grundbaustein aller menschlichen Zellen. Ohne Proteine wäre menschliches Leben nicht möglich. Da der Körper sich ständig erneuert, benötigt er dafür Proteine. Da Proteine im Körper die unterschiedlichsten Funktionen erfüllen, unterscheiden wir folgende Typen

1. Strukturproteine – haben die Aufgabe Zellen ihre Form zu geben sowie dem Gewebe seine Festigkeit. Solche Proteine sind zB. Keratin, Kollagen oder Elastin
2. Kontraktile Proteine – sorgen dafür, das sich die Muskeln zusammenziehen können. Ohne sie wäre keine Bewegung möglich z.B. Aktin oder Myosin
3. Speicherproteine – haben die Aufgabe, bestimmte Stoffe (z.B. Eisen) im Körper zu speichern
4. Transportproteine – transportieren im Körper Sauerstoff und Fette, z.B. Albumin und Hämoglobin
5. Schutzproteine – bilden Antikörper, die den Körper vor Krankheiten schützen
6. Hormone – steuern wichtige Vorgänge im Körper, z.B. Insulin
7. Enzyme – sind für den Stoffwechsel von zentraler Bedeutung, da sie für chemische Reaktionen im Körper zuständig sind und diese beschleunigen

In unserer Nahrung kommt Protein in den meisten Nahrungsmitteln vor. Besonders viel Protein enthalten Fleisch, Fisch, Käse, Milchprodukte, Nüsse, Hülsenfrüchte und Samen. Der Mensch kann Proteine allerdings nicht lange speichern, sodass er sie regelmäßig zu sich nehmen muss. Die benötigte Menge ist abhängig von Alter, Körpergewicht und körperlicher Aktivität. Im Allgemeinen enthält unsere Nahrung jedoch genügend Protein, sodass eine zusätzliche Supplementierung nicht notwendig ist. Besonders schwangere Frauen und Kinder sollten jedoch darauf achten, eiweißreiche Nahrung zu sich zu nehmen, da hier ein höherer Bedarf vorliegt. Tierische Proteine werden im menschlichen Körper jedoch besser verwertet, da sie in ihrer Zusammensetzung dem menschlichen Protein mehr ähneln als pflanzliche. Das ist für Vegetarier und Veganer jedoch kein Problem, da auch in pflanzlichen Nahrungsmitteln genügend Protein vorhanden ist. Ein Eiweißmangel ist daher eher selten, zu Problemen kommt es deshalb bei zu viel Eiweiß im Körper. (27) Eiweiße werden nämlich im Körper zu Ammoniak und anschließend in Harnstoff umgewandelt. Dieser Vorgang passiert in Leber und Niere. Bei geschädigter Leber oder Niere, kann es zu Problemen bei der Umwandlung des Ammoniaks, der ein Zellgift ist, kommen. Professor Adam Perlman sagt dazu: „Nimmst du mehr Eiweiß zu dir, als dein Körper braucht und trainierst nicht jeden Tag, wird es im Körper als Energiereserve gespeichert. (…) Andererseits ist es möglich, dass der Körper den Proteinüberschuss als Körperfett einlagert, während er den Überschuss an Aminosäuren ausschüttet.“ (28)

Wir sollten immer bedenken, dass nicht nur Kohlenhydrate und Fette einen Brennwert haben, sondern auch Eiweiße. Es ist letztlich wie immer im Leben eine Frage der Dosierung. Das, was ich an Energie aufnehme, das muss ich durch meinen Grundumsatz plus aufgewendeter Aktivitäten wieder verbrauchen, dann ist der Körper in einem Gleichgewicht.

Zusammenfassend kann man sagen, dass Proteine essenzieller Bestandteil unserer Nahrung sind, ohne die wir nicht leben können. Bei normalem ausgewogenem Essverhalten mit etwas gutem Fleisch, frischem möglichst biologisch angebautem Gemüse, etwas Obst, ein paar Nüssen oder Samen ist eine normale Eiweißversorgung des Körpers gesichert. Zusätzliche Aufnahme von Eiweiß in Form von Proteinshakes o.ä. ist normalerweise nicht erforderlich, kann im Einzelfall sogar schädlich sein.

Fette – kein anderer Makronährstoff wurde in den letzten Jahrzehnten so zum Feindbild der menschlichen Ernährung aufgebaut wie das Fett. Das ist jedoch – wie viele andere Ernährungsmythen – Unsinn. Ich möchte die nachfolgenden Zeilen dazu nutzen, an dieser Stelle eine Lanze für das Fett zu brechen.

Fette werden in vier Kategorien eingeteilt. Dazu gehören:

- Transfettsäuren
- gesättigte Fettsäuren
- Einfach ungesättigte Fettsäuren
- Mehrfach ungesättigte Fettsäuren

„*Transfettsäuren* finden wir besonders in industriell verarbeiteter Nahrung. Wenn von Transfetten die Rede ist, meint man fast immer Transfettsäuren enthaltende Lebensmittel d.h. Triglyceride, in der eine oder mehrere Transfettsäure(n) über Estergruppen an Glycerin gebunden sind (…) Nach wissenschaftlichen Untersuchungen geht von Nahrungsmitteln mit höheren Anteilen von Transfettsäuren eine erhöhte Gesundheitsgefahr aus (…) Untersuchungen des Bayerischen Landesamts für Gesundheit und Lebensmittelsicherheit (Januar 2007) zeigen, dass Transfettsäuren in Deutschland u.a. in Frittenfetten vorkommen. Auffällig ist die äußerst geringe Anzahl von Publikationen über die Zusammensetzung von Margarinen und die Anteile von gehärteten Fetten mit trans – Transfettsäurenresten (…) Bislang gibt es in Deutschland keine gesetzlichen Grenzwerte und keine Deklarationspflicht für den Anteil der in Lebensmitteln enthaltenden Transfettsäuren." (29)

Warum werden die Verbraucher nicht besser über die Gefährlichkeit von Transfettsäuren, die vor allem in Frittierfett, Margarine, Chips, Pommes und verarbeiteten Nahrungsmitteln vorkommen, aufgeklärt. Hierzu lohnt ein Blick in die Vergangenheit.

„Anfang der 50er Jahre des letzten Jahrhunderts war es Johanna Budwig gelungen, nachzuweisen, das Fett-Eiweiß-Verbindungen eine enorme Bedeutung bei Wachstumsprozessen haben. Fehlen diese essenziellen Stoffe im menschlichen Körper, so wirkt sich dies wachstumshemmend und schädigend aus. (…) Aus ihrer Sicht erlahmt die gesamte Drüsenfunktion beim Fehlen dieser hochaktiven Stoffe oder wenn der Körper anstelle der stoffwechselaktiven Fette die von der Lebensmittelindustrie durch Fetthärtung oder Hocherhitzung veränderten Fette zu sich nimmt. Diese >falschen< Fette können, einmal in die Zellmembran eingebaut, nicht ihre natürliche Funktion erfüllen und wirken als Hemmstoffe vielfältiger Stoffwechselfunktionen. Gestörte Wachstumsprozesse, eine verminderte Zellatmung und eine gestörte Hormondrüsenfunktion sind die Folge. (…) Einige Jahre später, 1956, fand in Brüssel das 3. Internationale Kolloquium über Öle und Fette statt. Biochemiker und Mediziner aus siebzehn Nationen nahmen teil. Der englische Forscher Hugh Macdonald Sinclair bestätigte Johanna Budwigs Forschungsergebnisse. Er vertrat die Auffassung, dass ein Mangel an hochungesättigten Fettsäuren und die falschen Fette, gehärtete und hocherhitzte Fette eine entscheidende Rolle bei der Krebsentstehung spielen. Auch der dänische Forscher Johan E. Nydrop überzeugte die Fettwissenschaft mit seiner Arbeit über gehärtete Fette und Lungenkrebs. Es zeigte sich eine völlige Übereinstimmung beider wissenschaftlichen Arbeiten mit den Erkenntnissen von Dr. Budwig." (30)

Es ist nicht die fehlende Erkenntnis der Wissenschaftler, die jahrzehntelang verhindert hat, dass solche für die menschliche Ernährung wichtigen Entdeckungen verbreitet werden, sondern wirtschaftliche Interessen führender Hersteller solcher ungesunden Nahrungsfette. Diese These wird durch die Tatsache untermauert, dass Frau Dr. Budwig, nachdem sie sich aufgrund ihrer Erkenntnisse mit der Bitte, Transfette aus der Nahrung (Margarine) zu verbannen, an die Regierung gewandt hatte, von einem Margarinehersteller verklagt wurde. Die Klagen konnte sie alle aufgrund ihrer fundierten wissenschaftlichen Erkenntnisse abwehren. Später schrieb sie in ihrem Buch „Der Tod des Tumors": „Echte wissenschaftliche Forschung fragt nur nach der Wahrheit, nicht nach wirtschaftlichen Erwägungen und ist nur möglich mit Opferbereitschaft". Ich jedenfalls bin eher geneigt solchen aufrichtigen Menschen, wie Dr. Budwig zu glaube, als Politikern und Konzernchefs, die immer auch wirtschaftliche Erwägungen in ihre Entscheidungen einfließen lassen.

Gesättigte Fettsäuren

Im allgemeinen Sprachgebrauch gelten gesättigte Fettsäuren immer noch als ungesund. Diese Sichtweise haben wir vor allem Ancel Keys zu verdanken, der in seiner „Seven Countrys Study (1970)" sieben Länder bezüglich ihres Cholesterinspiegels, des Fettverbrauchs und der Herzinfarktrate miteinander verglich. Dabei fand er heraus, dass je mehr gesättigte Fette gegessen wurden, umso höher der Cholesterinspiegel und die Herzinfarktraten lagen. Diese Länder waren Italien, Griechenland, Jugoslawien, Niederlande, Finnland, Japan und die USA. Jetzt zeigte sich aber, dass ganz andere Ergebnisse herausgekommen wären, wenn er Finnland, Niederlande, Deutschland, Israel, Schweiz, Schweden und Frankreich miteinander verglichen hätte. Er nahm also einfach Länder, die das gewünschte Ergebnis produzierten. Doch ist diese Sichtweise mittlerweile überholt. Gesättigte Fettsäuren haben im Körper verschiedene wichtige Funktionen. Sie dienen als Energiequelle und Energiespeicher. Sie sind am Aufbau von Biomembranen beteiligt und schützen unsere inneren Organe. Einzelne gesättigte Fettsäuren regulieren die Umsetzung genetischer Informationen, sind wichtig für den Hormonhaushalt und sind am Immunstoffwechsel beteiligt. Wir sehen also, dass auch gesättigte Fettsäuren sehr wohl für unseren Organismus wichtig sind. Allerdings darf auch nicht verschwiegen werden, dass sie den Cholesterinspiegel erhöhen können. Allerdings erhöht sich dabei nicht nur das (schlechte) LDL Cholesterin, sondern auch das (gute) HDL Cholesterin. Ein Artikel in Brainperform kommt zu dem Schluss: „Neue Untersuchungen haben gezeigt, dass LDL nicht unbedingt schlecht ist, da es verschiedene Subtypen von LDL gibt:

- Kleines dichtes LDL: Dies sind kleine Lipoproteine, die leicht in die Arterienwand eindringen können, was zu Herzerkrankungen führt
- Großes LDL: Diese Lipoproteine sind groß und flauschig und dringen nicht so leicht in die Arterien ein

Gesättigte Fette erhöhen den HDL–Cholesterinspiegel (das gute) und ändern das LDL von klein, (schlecht) zu groß LDL, was meist unbedenklich ist. Insgesamt schaden gesättigte Fette dem Blut-Lipidspiegel nicht, wie bisher angenommen.

In einer Meta-Studie der University of Cambridge aus dem Jahr 2014 kam als Ergebnis heraus, das ein verstärkter Verzehr gesättigter Fettsäuren das Herz/Kreislauf-Risiko offenbar nicht erhöhte. Auch Russel de Souza von der Michel G. De Groote School of Medicine in Hamilton bestätigte die Resultate der Cambridge-Analyse, dass Fette mit einem hohen Gehalt an gesättigten Fettsäuren sich nicht negativ auf das Herz/Kreislausystem auswirken. Beide weisen auf den wahren Übeltäter für diese Probleme hin – die Transfettsäuren. (31) Dieser Umstand deckt sich auch mit den Erkenntnissen, die Johanna Budwig bereits vor fast 70 Jahren gewonnen hat. Leider hat man jahrzehntelang diesem Fakt seitens der Gesundheitsbehörden, aus welchen

Gründen auch immer, viel zu wenig Aufmerksamkeit geschenkt.

Eine interessante Entwicklung scheint sich seit der von Gesundheitsorganisationen auf der Welt propagierten fettarmen Ernährung abzuzeichnen. Hierbei war das Hauptziel die Aufnahme von gesättigten Fettsäuren und Cholesterin zu reduzieren. In der größten Studie (Womens Health Initiative), an der 46.835 Frauen teilnahmen und in der es um eine fettarme Ernährung ging, gab es nach acht Jahren einen Gewichtsunterschied von 0,4 kg und keinen Unterschied bei Herzerkrankungen, Krebs oder Tod, im Vergleich zu Personen, die sich normal ernährten" (32)

Dieses Ergebnis zeigt sehr deutlich, dass eine fettarme Ernährung nicht automatisch einen Gewinn an Gesundheit nach sich zieht.

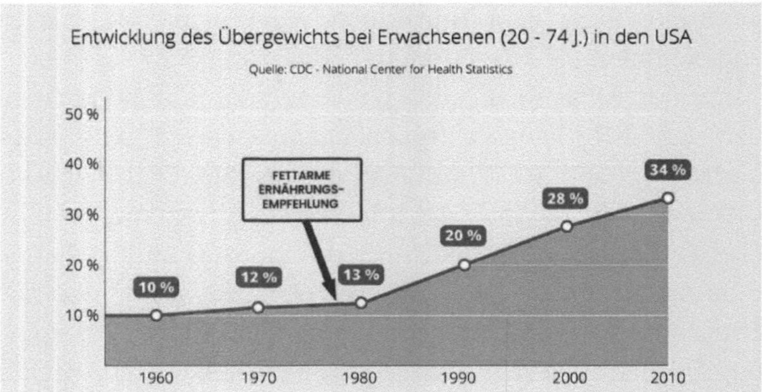

Abb3

Wir sehen in Abb3, dass die Empfehlung, sich fettarm zu ernähren, nicht dazu geführt hat, das Übergewicht zu verringern, das Gegenteil ist der Fall. Die Ursache liegt vermutlich in einer viel zu hohen Zuckeraufnahme. Viel entscheidender als der Verzicht auf gesättigte Fettsäuren, ist ein vernünftiges Verhältnis zwischen Omega-3-Fettsäuren zu Omega-6-Fettsäuren. Da sich beide Fettsäuren gegenseitig bedingen und für den Körper notwendig sind sollten wir ein gesundes Verhältnis von 1 : 3 bis 5 anstreben. Leider ist dieses Verhältnis bei vielen Menschen 1 : 20. Das heißt, wir nehmen zu viele Omega-6-Fettsäuren und zu wenig Omega-3-Fettsäuren zu uns, das sollte die Erkenntnis sein. In der nachfolgenden Tabelle sind einige Lebensmittel mit besonders viel und besonders wenig gesättigten Fettsäuren aufgeführt.

Lebensmittel mit hohem Gehalt an gesättigten Fettsäuren
fettes durchwachsenes Fleisch , Wurst, Enten
Fettfisch insbesondere Aal, Markrele, Hering
Sauerrahm, Schlagsahne, fetter Käse mit mehr als 40% Fett
Eier, Blätterteig, Rührteig, Mürbteig
Nüsse, insbesondere Macadamia, Kokosnuss, Paranuss, Erdnuss
Schokolade, Cremespeisen, Knabberartikel, Milchshakes
Lebensmittel mit geringem Gehalt an gesättigten Fettsäuren
mageres Fleisch, Kabeljau, Barsch, Zander, Hecht, Tintenfisch
fettarme Milch, Magerquark, Hüttenkäse, fettarmer Käse
Obst, Gemüse, Eiklar
Brot, Reis, Nudeln, Kartoffeln
Mineralwasser, Tee, Kaffee, Gemüsesäfte, Obstsäfte

Abb4

Einfach ungesättigte Fettsäuren

Bei einfach ungesättigten Fettsäuren handelt es sich um gesunde Fette, die in vielen Lebensmitteln vorkommen. Ungesättigte Fettsäuren kommen vor allem in Form von Ölsäuren vor. Der Verbraucher kann gesättigte von ungesättigten Fettsäuren leicht durch den Umstand unterscheiden, dass gesättigte Fettsäuren bei Zimmertemperatur fest, ungesättigte Fette hingegen flüssig sind. Das bekannteste Beispiel für eine einfach ungesättigte Fettsäure ist das Olivenöl. Einfach ungesättigte Fettsäuren sind relativ hitzeempfindlich, weswegen man sie nicht zum Braten verwenden sollte. Einfach ungesättigte Fettsäuren wirken sich positiv auf den Fettstoffwechsel aus. Der Körper kann sie selbst bilden, sie sind also nicht essenziell. Im Körper wird sie für die Funktion der Zellmembran benötigt. Verschiedene Studien zeigten, dass ein hoher Konsum an einfach ungesättigten Fetten den Cholesterinspiegel im Blut und die Triglyceride (Blutfett) senken kann, was das Risiko für Herzerkrankungen senkt. Eine Studie mit 164 Personen mit Bluthochdruck ergab zudem, dass eine Ernährung mit einfach ungesättigten Fetten den Blutdruck und das Risiko für Herzerkrankungen senkt. Eine weitere Studie mit 164 Personen mit Bluthochdruck ergab zudem, dass eine Ernährung mit einfach ungesättigten Fetten den Blutdruck und das Risiko von Herzerkrankungen verglichen mit einer kohlenhydratreichen Ernährung senkt. (33) Dieser Effekt tritt allerdings nur zutage, wenn die gesättigten Fette und Kohlenhydrate durch einfach ungesättigte Fette ersetzt werden. Bei der Wirkung der einfach ungesättigten Fettsäuren bei Krebs ist das Bild uneinheitlich, die Studienlage lässt hier keine klare Aussage zu, da verschiedene Studien zu unterschiedlichen Aussagen kommen. Andere Studien wiederum zeigen, dass einfach ungesättigte Fettsäuren positive Auswirkungen auf die Insulin- und Blutzuckerkontrolle hatten. Eine weitere Studie mit 472 Personen mit metabolischem Syndrom kam zu dem Ergebnis, dass sich die Insulinresistenz deutlich verringert hatte. (34)

Eine Ernährung mit vielen einfach ungesättigten Fetten kann gegenüber der vor allem in westlichen Ländern verbreiteten Ernährungsweise mit vielen Kohlenhydraten und gesättigten Fetten nachweislich Entzündungen reduzieren. Dies ergab auch eine Studie, die zeigte, dass Menschen mit mediterraner Ernährung, die viele einfach ungesättigte Fettsäuren aufnehmen, deutlich weniger entzündliche Chemikalien im Blut haben. (35)

Abb. 5 zeigt eine Aufstellung von Lebensmitteln mit besonders hohem Gehalt an einfach ungesättigten Fettsäuren.

Lebensmittel je 100g	**einfach ungesättigte Fettsäure g**
Olivenöl	59,9
Rapsöl	63,3
Leinöl	18,4
Macadamia-Nüsse, geröstet	59,3
Mandeln	31,6
Haselnüsse	46,6
Erdnüsse	21,8
Entenfett	49,3
Fischöl	46,7

Schweineschmalz	41,4
Margarine	37,3
Butter	23,4
Rohwürste	18,6
Rauchsalami	22

Abb5 (36)

Wir sehen, dass insbesondere Öle und Nüsse reich an einfach ungesättigten Fettsäuren sind, die wir in unserer Nahrung auch wiederfinden sollten.

Mehrfach ungesättigte Fettsäuren

Mehrfach ungesättigte Fettsäuren sind essenzielle Fettsäuren, das heißt, der Körper kann sie nicht selbst herstellen, wir müssen sie über die Nahrung aufnehmen. Zu den essenziellen Fettsäuren zählen die Omega-3- und Omega-6-Fettsäuren. Für den Aufbau der Zellmembranen und ihre Geschmeidigkeit sind essenzielle Fettsäuren unentbehrlich. Bei einem Mangel wird der Stoffwechsel gestört. Außerdem kann es bei einer Unterversorgung zu Hautveränderungen, höherer Infektionsanfälligkeit, Wachstumsstörungen, Haarausfall oder einem Mangel an Thrombozyten kommen.

Was lernen wir daraus? Fette sind grundsätzlich lebenswichtig für unseren Organismus. Ohne Fette könnten wir bestimmte Vitamine (A, D, E, K) gar nicht verstoffwechseln. Wir brauchen sowohl gesättigte als auch ungesättigte Fettsäuren. Was wir nicht brauchen, sind Transfettsäuren, die machen uns krank. Entscheidend für unser Wohlbefinden ist lediglich die Menge des verzehrten Fettes aber, und das ist von größter Bedeutung, das Verhältnis von Omega-3- zu Omega-6-Fettsäuren muss passen. Da Omega-6-Fettsäuren in der westlichen Ernährung sehr häufig vorkommen, müssen wir diese reduzieren und dafür den Anteil von Omega-3-Fettsäuren erhöhen. Das ist umso wichtiger da ein Zuviel an Omega-6-Fettsäuren entzündungsfördernd wirkt. Hier spielt insbesondere ein erhöhter Arachidonsäurewert eine große Rolle. Er kann zu Arteriosklerose, Herz- Kreislauferkrankungen, Neurodermitis, chronisch entzündlichen Darmerkrankungen, entzündlich rheumatischen Erkrankungen und Krebs beitragen. Deshalb ist es wichtig, in der täglichen Ernährung Fleisch- und Wurstwaren sowie Omega-6-reiche Pflanzenöle zu reduzieren, dafür den Anteil Omega-3-reicher Pflanzenöle (Leinöl, Weizenkeimöl) zu erhöhen. Bei fettem Seefisch wie Lachs ist darauf zu achten, dass er aus einem Naturfang und nicht aus Aquakultur stammt, da nicht sichergestellt ist, dass diese Fische mit Omega-3-haltigem Futter aufgezogen wurden. Ein wesentlicher Punkt betrifft das Erhitzen von Fetten. Hier ist darauf zu achten, dass zum Braten nur hoch erhitzbare Fette verwendet werden, da bei Fetten mit niedrigem Rauchpunkt Acrolein entstehen kann. Acrolein entsteht bei der thermischen Zersetzung überhitzter Fette und kann Schleimhautreizungen, Bronchitis oder Bronchopneumonie hervorrufen. In Abb. 6 ist eine Übersicht über zum Braten geeigneter oder nicht geeigneter Nahrungsfette dargestellt.

Fettsorte	Rauchpunkt	zum Braten geeignet
Palmöl	232 C°	ja
Kokosöl	190 C°	ja
Leinöl	107 C°	nein
Rapsöl	190 C°	ja
Butter	170	bedingt
Ghee(Butterschmalz)	205 C°	ja
Sesam/Erdnussöl	230 C°	ja
Walnussöl	120-160 C°	nein
Olivenöl(nativ)	130-175 C°	nein
Sonnenblumenöl (raffiniert)	220 C°	ja

Abb. 6

Vitamine

Vitamine kann der Körper bis auf wenige Ausnahmen nicht selbst herstellen. Einzige Ausnahme ist das Vitamin D, das unter bestimmten Umständen im Körper gebildet werden kann, doch dazu später mehr. Grundsätzlich lassen sich Vitamine in fett- und wasserlöslich unterteilen. Fettlösliche Vitamine, sind die Vitamine A, D, E und K. Das heißt, dass der Körper diese Vitamine nur dann gut aufnehmen kann, wenn gleichzeitig Fett zugeführt wird. Bei fettlöslichen Vitaminen wird der Überschuss im Körper gespeichert, was bei wasserlöslichen Vitaminen nicht funktioniert, das heißt, wir müssen sie kontinuierlich zu uns nehmen, da der Körper den Überschuss wieder ausscheidet.

Im Grunde sind Vitamine Moleküle, die dafür sorgen, dass wir Nährstoffe aufnehmen, verarbeiten und neue Moleküle synthetisieren. Wir benötigen sie für unzählige Stoffwechselprozesse, für unsere Energieproduktion, und sie sorgen für unsere geistige und körperliche Fitness. Vitaminmangel kann zu schweren körperlichen Schäden führen. Die bekannteste Vitaminmangelkrankheit ist wohl Skorbut. Sie beruht auf einem ausgeprägten Vitamin-C-Mangel und führte bei Seefahrern vergangener Jahrhunderte oft reihenweise zum Tod. Das ist in unserer Gesellschaft glücklicherweise aufgrund unserer Ernährungssituation eher nicht mehr zu erwarten. Trotz allem muss die allgemeine Vitaminversorgung durchaus kritisch gesehen werden. Das hat vor allem zwei Gründe:

1. Unser Essverhalten ist nicht immer durch Vernunft geprägt. In unserer stressreichen Zeit haben immer mehr Menschen nicht mehr die Zeit oder die Lust auf ein ausgewogenes natürliches Essverhalten. Die Bratwurst zwischendurch, der Kaffee To Go und abends die heißgeliebte Fertigpizza aus der Kühltruhe, als Alternative die Fertigmahlzeit aus der Dose, liefern uns nicht in ausreichendem Maß die Nährstoffe, die wir benötigen. Wenn dann überhaupt noch selbst gekocht wird, werden die Vitamine totgegart (die meisten Vitamine sind nun einmal hitzeempfindlich), Rohkost kommt viel zu selten auf den Tisch. Deshalb sollten wir Gemüse eher schonend garen (dämpfen statt kochen) und regelmäßig Rohkost zu uns nehmen, so ist eine vernünftige Vitaminzufuhr gewährleistet.
2. Wer kann schon beurteilen, wie viele Vitamine in unserer Nahrung enthalten sind? Hier gibt es unter den

„Experten“ mal wieder keine Einigkeit. Die einen behaupten, dass die Vitaminversorgung kein Problem ist, sie sind in unserer Nahrung ausreichend enthalten. Das ist sicher auch zum Teil richtig, setzt aber auch voraus, das die Menschen diese vitaminreichen Produkte in ausreichender Menge zu sich nehmen. Ich habe da so meine Zweifel, da das Essverhalten vieler vor allem auch jüngerer Menschen stark auf Fertigprodukte ausgelegt ist, ein aus meiner Sicht verheerender Trend.
Es gibt aber auch Studien, die besagen, dass der Vitamingehalt unseres Obstes und Gemüses durch Züchtung, unreife Ernte und modernen Ackerbau mit hohem Kunstdüngereinsatz zu einer Abnahme des Vitamingehaltes im Obst und Gemüse führt. Diese Diskussion wird sehr kontrovers geführt und ist sicher auch zum Teil interessengesteuert. Grundsätzlich ist es sicher schwierig, Vitamingehalte von Obst und Gemüse über Jahrzehnte zu vergleichen, hängen sie doch von Anbaubedingungen, Sorten oder Studiengestaltung ab und es müssten auch immer die gleichen Flächen miteinander verglichen werden. Der gesunde Menschenverstand sagt mir aber auch, dass konventionell produziertes Obst und Gemüse, das mit hohem Dünger- und Pestizideinsatz produziert wird, nicht unbedingt das ist, was ich essen möchte. Unreif geerntetes Obst wie Bananen und Mangos können doch nicht die gleiche Qualität haben wie Obst, das vollreif geerntet und sofort verzehrt wird. Dazu kommt, dass Obst und vor allem Gemüse bei der Lagerung einen nicht unbedeutenden Anteil von Vitaminen verliert.

Welche Vitamine gibt es und was sind ihre Funktionen?

Vitamin A

Das Vitamin A ist fettlöslich und kommt in tierischen Lebensmitteln vor. Seine Vorstufe, das Provitamin A (auch Beta-Carotin) kommt in pflanzlichen Produkten vor und wird im Körper zu Vitamin A umgewandelt. Es ist wichtig für die Wachstumsregulation des Körpers sowie die Entwicklung- und Neubildung von Zellen und den Sehvorgang. Es wirkt als Antioxydanz freien Radikalen entgegen und unterstützt die Schleimhäute. Gute Lieferanten von Vitamin A sind Leber, Fisch, Eier sowie Spinat, Grünkohl und Karotten (vorzugsweise blanchiert). Wichtig ist immer die Zugabe von etwas Fett (vorzugsweise Leinöl, Olivenöl) für eine bessere Verwertbarkeit im Körper. Eine Überdosierung von Vitamin A kann zu Kopfschmerzen, Haut- und Skelettveränderungen sowie Leberschäden führen, ist jedoch äußerst selten. Bei Unterdosierungen kann es zu einer höheren Infektanfälligkeit oder schlechteren Sehleistungen (vor allem bei Dämmerung) kommen.

Vitamin B

Zum Vitamin-B-Komplex gehören die Vitamine B1, B2, B3 (Niacin), B5 (Pantothensäure), B6, B7 (Biotin), B9 (Folsäure), B12. Die Vitamine des Vitamin B-Komplexes sind wasserlöslich, das heißt, wir können sie nicht speichern und müssen sie regelmäßig zu uns nehmen. Einzige Ausnahme bildet das Vitamin B12, das der Körper einen gewissen Zeitraum speichern kann. Problematisch für Veganer/Vegetarier ist die Tatsache, dass Vitamin B12 fast nur in tierischen Nahrungsmitteln vorkommt, sodass bei veganer/vegetarischer Ernährungsweise ein Vitamin-B12-Mangel langfristig zu erwarten ist. Die Vitamine des B-Komplexes sind an vielen Stoffwechselprozessen beteiligt, ohne die der Körper nicht funktionieren würde. Besondere Bedeutung haben sie für den Energiestoffwechsel, das Nervensystem, die Herzfunktion, den Eisenstoffwechsel, oxidativem Stress, Müdigkeit, Regulation der Hormontätigkeit, Eiweiß- und Glykogenstoffwechsel, Immunsystem, Haut, Haare, Schleimhaut. Besondere Bedeutung haben die Vitamine des B-Komplexes für die Gehirn-Nervenfunktion. Hier eine Übersicht über das Vorkommen der B Vitamine in Nahrungsmitteln:

- B1 – Schweinefilet, Rind, Bohne, Naturreis, Haferflocken
- B2 – Fisch, Eier, Käse, Pilze, Leber
- B3 – Grünkohl, Rind, Lamm, Pilze, Huhn, Erdnüsse
- B5 – Haferflocken, Naturreis, Hülsenfrüchte, Butter, Fisch, Brokkoli
- B6 – Thunfisch, Lachs, Hering, Banane, Kartoffel, Fleisch, Nüsse
- B7 – Haferflocken, Erbsen, Milch, Eier, Leber, Erdnüsse
- B9 – Hülsenfrüchte, grünes Gemüse, Leber
- B12 – Käse, Magerquark, Milch, Fisch, Lamm, Wurst, Leber, Niere, Frischkäse

Eine Überdosierung von B Vitaminen ist kaum möglich, da sie nicht gespeichert werden und mit dem Urin wieder ausgeschieden werden. Nur bei sehr hoher Vitamin-B-Zufuhr über einen längeren Zeitraum könnten Hautjuckreiz oder evtl. eine Gewichtszunahme auftreten. Besonders Schwangere oder Frauen, die schwanger werden möchten sollten auf eine optimale Vitamin B9 (Folsäure) Zufuhr achten.

Vitamin C

Über kaum ein Vitamin wird so viel geschrieben wie über Vitamin C und über kein anderes Vitamin gehen die Meinungen so auseinander, was seine Wirksamkeit betrifft. Wer kennt nicht die Empfehlung einer heißen Zitrone bei einer Erkältung, obwohl die Zitrone gar keinen sonderlich hohen Vitamin-C-Gehalt hat, der sich dann nochmals reduziert, wenn heißes Wasser darüber geschüttet wird. Umstritten ist auch die vorbeugende Wirkung gegen Erkältung. Hier gibt es keine eindeutigen wissenschaftlichen Erkenntnisse in die eine oder andere Richtung. Nachgewiesen ist jedoch, dass bei einer Erkältung der Vitamin-C-Bedarf des Körpers deutlich ansteigt und jetzt eine erhöhte Vitamin-C-Zufuhr sinnvoll ist. In vielen Nahrungsmitteln wird mittlerweile künstlich hergestelltes Vitamin C (Ascorbinsäure) zugesetzt, um einen Vitamin-C-Mangel in der Bevölkerung zu vermeiden. Dennoch hat das Vitamin C eine besondere Bedeutung für folgende Körperfunktionen:

- Vitamin C ist an der Regulierung der Sauerstoffzufuhr der Zellen beteiligt
- Es ist an der Herstellung von Kollagen beteiligt. Kollagen wiederum ist Bestandteil der Bänder, Sehnen, Haut und Knochen. Man bezeichnet es auch als Strukturprotein. Strukturproteine sind Eiweiße, die den Zellen und Geweben des Körpers als Gerüst dienen.
- Für den Aufbau von Knochen-, Knorpel- und Bindegewebe ist Vitamin C unerlässlich

- Es wirkt antioxidativ, das heißt, es puffert freie Radikale im Körper ab, die die Zellen schädigen können. Besonders Raucher haben deshalb einen höheren Vitamin-C-Bedarf.
- Vitamin C hemmt die Nitrosaminbildung, die für Krebsentstehung verantwortlich gemacht wird, deshalb sollte besonders gepökeltes Fleisch, das angebraten wird, eher gemieden werden.
- Vitamin C steigert die Eisenaufnahme und fördert dadurch die Blutbildung
- Es unterstützt die Bildung von Blutgefäßen
- Es fördert die Gesunderhaltung der Haut (vorzeitige Hautalterung) und beugt Zahnfleischbluten vor
- Vitamin C unterstützt das Immunsystem
- Es ist an der Herstellung bestimmter Botenstoffe (Cortisol, Adrenalin) beteiligt, die der Körper insbesondere in Stresssituationen ausschüttet, um den Körper dadurch kurzzeitig leistungsfähiger zu machen.
- Bei Krebstherapien wird Vitamin C mittlerweile auch intravenös als Hochdosistherapie verabreicht, um besser mit den Belastungen durch Strahlentherapie und Chemotherapie umgehen zu können.

Wir sehen, dass Vitamin C vielfältige Aufgaben im Körper hat, weshalb ein Mangel schwere Auswirkungen auf den Körper haben kann. Leider hat die Evolution dafür gesorgt, dass der Mensch als eines von ganz wenigen Lebewesen auf der Erde selbst kein Vitamin C herstellen kann. Wir sind darauf angewiesen, es über die tägliche Nahrung aufzunehmen. Da Vitamin C zu den wasserlöslichen Vitaminen zählt, ist es im Körper nicht speicherbar, das heißt, wir

müssen es kontinuierlich zu uns nehmen. Ein Streitpunkt in der Literatur ist die Dosis, die wir sinnvollerweise zu uns nehmen sollten, um gesund zu bleiben. Grundlage ist hier die Empfehlung der Deutschen Gesellschaft für Ernährung. Diese empfiehlt 110 mg/Tag. Bei Rauchern 155 mg für Männer und 135 mg für Frauen. Es gibt aber auch eine Reihe von Forschern, die deutlich höhere Dosen empfehlen. Hierbei sollte man beachten, dass der Sättigungsgrad von Vitamin C im Blut bei ca. 350 mg liegt. Das heißt, dass höhere Dosen Vitamin C auf einmal eingenommen oberhalb von 350 mg zum Großteil über den Urin wieder ausgeschieden werden. Im Allgemeinen wird davon ausgegangen, das normale Menschen problemlos bis zu 5 g Vitamin C/Tag oral eingenommen ohne Nebenwirkungen vertragen. Höhere Dosierungen können im schlimmsten Fall zu Durchfall führen. Wer höhere Dosierungen zwischen 350 mg und 1000 mg zu sich nehmen möchte, sollte die Vitamin-C-Aufnahme über den Tag verteilen, um eine möglichst hohe Aufnahme in das Blut zu realisieren.
Besonders Vitamin-C-reiche Früchte sind:

- Camu Camu Frucht – 2000 mg Vitamin C/ 100g
- Acerola Kirsche – 1750 mg Vitamin C/ 100g
- Hagebutte – 1250 mg Vitamin C/ 100g
- Sanddornsaft – 265 mg Vitamin C/ 100g
- Schwarze Johannisbeere – 177 mg Vitamin C / 100g
- Paprika – 140 mg Vitamin C /100g
- Rosenkohl – 110 mg Vitamin C / 100g
- Grünkohl – 105 mg Vitamin C / 100g
- Kiwi – 100 mg Vitamin C / 100g
- Erdbeere – 55 mg Vitamin C / 100g
- Zitrone – 53 mg Vitamin C / 100g

- Apfel (Braeburn) – 30-35 mg Vitamin C / 100g

Vitamin D

Das bis vor einigen Jahren am wenigsten bekannte Vitamin ist vermutlich das Vitamin D. Auch mir war es bis vor drei Jahren völlig unbekannt. Ich habe es dem unermüdlichen Einsatz von Professor Spitz oder Dr. von Helden zu verdanken, auf dieses so wichtige Vitamin gestoßen zu sein. Genau genommen handelt es sich nicht um ein klassisches Vitamin, sondern um ein Prohormon. Es kann im Körper selbst gebildet werden. Allerdings können die meisten Menschen keinen vernünftigen Vitamin-D-Status aufbauen, da über die Nahrung nur sehr geringe Mengen Vitamin D zugeführt werden können. In nennenswerter Größenordnung kommt Vitamin D lediglich in Lebertran, Hering oder Makrele vor. Um jedoch seinen Vitamin-D-Bedarf zu decken, müsste man schon große Mengen davon essen und wer macht das schon? Eine weitere Möglichkeit der Vitamin-D-Zuführung besteht in der Aufnahme durch die Sonne. Immer wieder lese ich Beiträge von Ärzten, die empfehlen, einfach mal ein bisschen an die frische Luft zu gehen und schon wäre eine gute Vitamin-D-Versorgung kein Problem mehr. Das ist leider nicht der Fall. Um über die Haut so viel Vitamin D aufzunehmen, dass ein für den Körper sinnvoller Wert erreicht wird, ist es erforderlich möglichst unbekleidet in den Monaten Mai bis August in der Mittagszeit zwischen 11.00 und 14.00 Uhr für ca. eine Stunde in die Sonne zu gehen. Als Faustregel gilt hier, dass die Sonneneinstrahlung nur dann Vitamin-D bilden kann, wenn der eigene Sonnenschatten kleiner ist als die Körpergröße. Im Zuge des allgemeinen Hypes um Hautkrebs durch Sonneneinstrahlung stellt sich die Frage, wie viele Menschen genug Vitamin D durch Sonnenbäder bilden können. Die Antwort ist einfach – die wenigsten. Das hat dazu geführt, dass nach allgemeinen Schätzungen ca. 80% der Deutschen unter einem zum Teil massiven Vitamin-D-Mangel leiden. Gute gesundheitsfördernde Werte sind in unseren Breitengraden nur durch eine Supplementation von Vitamin D3 zu erreichen. Das ist einfach und auch nicht teuer. Dr. von Helden, der selbst noch praktizierender Arzt ist, schreibt in seinem Buch, „Gesund in sieben Tagen“, Folgendes: „Bereits zwanzig Jahre hatte ich als Arzt gearbeitet, als ich 2005 erstmalig den Vitamin-D-Gehalt im Blut einer Patientin bestimmen ließ: Der Wert lag unterhalb der der Messbarkeitsschwelle von 7 ng/ml. Mich quälte ein schlechtes Gewissen, weil ich bis dahin dieser Patientin die richtige Behandlung schuldig geblieben bin, obwohl Vitamin D zu geringen Preisen verfügbar war.

Es verging danach kaum ein Tag, an dem ich nicht weitere Patienten mit einem starken Defizit entdeckte. Vitamin-D-Mangel erwies sich als ein Massenphänomen. Es ist der häufigste pathologische Laborwert in Deutschland, ebenso wie in anderen Industrieländern. Es ist erschütternd, dass diese Tatsache in der praktizierenden Medizin bislang unberücksichtigt blieb, obwohl die wissenschaftlichen Erkenntnisse klar und eindeutig sind.“ (37)

Ich denke, diese Zeilen sprechen für sich und sollten uns zum Nachdenken anregen, doch dazu im Abschnitt *Supplemente* mehr.

Im Körper spielt Vitamin D eine bedeutende Rolle für den Calzium- und Phosphorstoffwechsel. Es regelt den Auf- und Abbau von Knochen und Zähnen und kann Osteoporose vorbeugen. Weiterhin regelt es das Immunsystem und beugt damit sowohl Immunschwäche als auch einem Überschießen des Immunsystems vor. Es kann vor chronischen Entzündungen, Herz- Kreislauferkrankungen und Krebs schützen. Bedeutsam ist auch der Schutz vor Rachitis bei kleinen Kindern, die deshalb nach der Geburt mit Vitamin D behandelt werden.

Vitamin E

Vitamin E, auch Tocopherol genannt, ist ein fettlösliches Vitamin. Eine gute Vitamin-C-Versorgung fördert die Aufnahme von Vitamin E im Körper. Es hat eine antioxidative Wirkung, das heißt, es schützt die Zellen vor freien Radikalen, die die Zellen schädigen. Man bezeichnet es deshalb auch als Zellschutzvitamin. Vitamin E schützt das Gedächtnis und beeinflusst das Erinnerungsvermögen. Es kann Entzündungsprozesse abschwächen und Arterienverkalkung vorbeugen. Ein hoher Vitamin-E-Wert kann zur Glättung kleiner Fältchen und zum Schutz vor UV-Strahlen führen.

Der Bedarf von Vitamin E hängt von vielen Faktoren ab, unter anderem vom Alter, Geschlecht, Schwangerschaft oder psychischen Belastungen.

Die Deutsche Gesellschaft für Ernährung empfiehlt folgende Werte:

- 1 – 4 Jahre 6 mg/Tag
- 15 – 19 Jahre 15 mg/Tag
- 25 – 51 Jahre 14 mg/Tag

Frauen benötigen geringfügig weniger.

Bei ausgewogener Ernährung ist in unseren Breiten kein Vitamin-E-Mangel zu erwarten. Lediglich bei fettreduzierten Diäten oder gestörter Fettverdauung kann es nach Jahren zur Unterversorgung kommen. Abbildung 7 zeigt eine Übersicht Vitamin E reicher Nahrungsmittel.

Produkt / 100g	**Vitamin E Gehalt / mg**
Weizenkeimöl	174
Sonnenblumenöl	62,5
Rapsöl	18,9
Olivenöl	11,9
Ölsardinen	12,7
Hühnereigelb	6,3
Knackwurst	5,5
Leinsamen	16
Haselnüsse	26
Hering/Lachs/Makrele/Forelle	2
Schwarze Johannisbeere	2
Avocado	2
Paprikaschote	3/Schote
Mango	3/Stück

Abb. 7

Vitamin K

Ähnlich wie Vitamin D ist auch Vitamin K in weiten Teilen der Bevölkerung ziemlich unbekannt. Das ist bedauerlich, spielt doch das Vitamin K in unserem Körper eine größere Rolle, als bisher allgemein bekannt ist. Zum Vitamin K gehören das Vitamin K1 (Phyllochinon) und Vitamin K2 (Menachinon). Es handelt sich um ein fettlösliches Vitamin, das heißt, eine Aufnahme im Körper ist nur bei einer gleichzeitigen Zuführung von Fett gewährleistet. Vitamin K1 wird vor allem durch Nahrung (Grünpflanzen) aufgenommen. Eine Bildung im Darm durch Bakterien wird diskutiert, ist wissenschaftlich aber nicht belegt. Entscheidend für unsere Gesundheit ist vor allem Vitamin K2, das im Körper aus Vitamin K1 gebildet wird, das heißt, wir können es nicht über die Nahrung aufnehmen.

In unserem Körper ist es für die Blutgerinnung zuständig. Es verhindert Kalkablagerungen in Gefäßen und Knorpeln und ist sogar in der Lage, bestehende Ablagerungen in Gefäßen zu beseitigen, hier ist auch ein Zusammenhang mit der Verhinderung von Nierensteinen zu sehen. Hierbei spielt insbesondere die Beteiligung von Vitamin K bei der Bildung spezieller Eiweißkomplexe (Matrix GLA) eine besondere Rolle. Durch das Enzym Osteocalzin, das die Knochen mineralisiert und damit Osteoporose (brüchigen Knochen) vorbeugt und Vitamin-K-abhängig ist, nimmt es großen Einfluss auf unsere Knochengesundheit. Hier ist auch der untrennbare Zusammenhang mit Vitamin D zu sehen. Denn während das Vitamin D das Kalzium aus der Nahrung löst und in das Blut überführt, ist Vitamin K2 vereinfacht gesagt das Taxi, das das Kalzium dann in unsere Knochen und Zähne transportiert. Weiterhin ist Vitamin K an der Regulation von Zellprozessen sowie an Reparaturprozessen von Augen, Nieren Leber, Blutgefäßen und

Nervenzellen beteiligt. Auch in der Krebsvorbeugung wird dem Vitamin K eine bedeutende Rolle zugeschrieben.

Der laut DGE empfohlene Tagesbedarf liegt zwischen 60 und 80 Mikrogramm/Tag. Bei einer Überdosierung entsteht Erwachsenen nach derzeitigem Erkenntnisstand kein Schaden. Bei einer Unterdosierung, was bei Nierenschwäche oder schlechter Ernährung auftreten kann, ist mit Gerinnungsstörungen des Blutes und vor allem brüchigen Knochen im Alter (Osteoporose) zu rechnen. Deshalb ist eine ausreichende Vitamin-K2-Versorgung von besonderer Bedeutung. In Abbildung 8 ist eine Übersicht von besonders Vitamin K1 reichen Nahrungsmitteln zu sehen.

Lebensmittel/ 100 g	**Gehalt Vitamin K/ Mikrogramm**
Broccoli	270
Grünkohl	817
Blumenkohl	57
Chinakohl	80
Rosenkohl	236
Petersilie	360-790
Schnittlauch	380
Spinat	305
Kopfsalat	109
Spirulina	70
Knollensellerie	41

Rapsöl	150
Olivenöl	33
Avocado	19
Hering	25
Hühnerleber	80
Rindfleisch	12
Weintrauben	15
Butter	7
Magerquark	1

Abb. 8

Wie aus obiger Abbildung gut zu erkennen ist, haben es ausgewiesene Gemüseverweigerer gar nicht so einfach, auf eine gute Vitamin-K-Versorgung zu kommen.

Enzyme

Enzyme sind Eiweiße, die bei biochemischen Reaktionen im Körper als Katalysator dienen. Dabei erschließen sie Grundbausteine des Körpers und setzen bestimmte Stoffe zu anderen Stoffen um. Als Regulatoren ermöglichen sie den reibungslosen Ablauf chemischer Reaktionen. Diese werden dabei durch die Enzyme beschleunigt. Enzyme sind so große Biomoleküle, dass sie nicht chemisch nachgebaut werden können, das heißt, sie müssen durch Biosynthese gewonnen werden. Es gibt eine riesige Vielfalt von Enzymen, die jeweils spezielle Aufgaben erfüllen. So helfen sie beim Energiestoffwechsel, der Informationsübertragung und dem Kopieren von Erbinformationen. Besondere Bedeutung für den Menschen haben Enzyme bei der Nahrungsverdauung, so nehmen sie wichtige Nährstoffe aus Fetten, Kohlehydraten, Proteinen und Fasern auf. Auch für die industrielle Lebensmittelherstellung, die Chemieindustrie und die Pharmaindustrie haben Enzyme eine herausragende Bedeutung. Das wohl bekannteste Enzym ist das Lab aus dem Kälbermagen, das für die Käseherstellung von großer Bedeutung ist.

Mineralien/ Spurenelemente

Mineralien und Spurenelemente sind für eine optimale Körperfunktion absolut unentbehrlich. Dennoch sind sie und ihre Bedeutung für den Körper den meisten Menschen unbekannt. Mineralien schließen sich im Körper mit Vitaminen, Fetten und Eiweißstoffen zusammen. 96% unseres Körpers besteht aus Sauerstoff, Stickstoff, Wasserstoff und Kohlenstoff, die restlichen 4% sind Mineralien und Spurenelemente. Warum sind diese 4% für unser Leben so wichtig? Weil sie für die Regulation des Stoffwechsels und des Herz-Kreislaufsystems, des Wasser- und Säure-Basengleichgewichts sowie die Steuerung der Nerven und Muskeln verantwortlich sind. Kurzum, ohne eine gute Versorgung mit Mineralien und Spurenelemente können wir nicht leben. Wo aber kommen die Mineralien, die wir benötigen. her? Die wesentliche Quelle für die Aufnahme von Mineralien sind Pflanzen. In einem intakten, natürlichen Boden werden die vorhandenen Mineralien in die Pflanzen eingelagert, die dem Körper zur Verfügung stehen, wenn der Mensch die Pflanze isst. Doch wie steht es um die Versorgung unserer Böden mit Spurenelementen und Mineralien. Diese Frage wird je nach Interessenlage sehr unterschiedlich diskutiert. Während die eine Seite argumentiert, dass die Versorgung mit Mineralien aus unseren Böden kein Problem ist, argumentieren andere, dass die intensive Nutzung unserer Böden mit hohem Kunstdüngereinsatz ohne Zwischenfruchtanbau und mit Verzicht auf die Verwendung von Stalldung zu einer Auslaugung der Böden führt. Einen weiteren negativen Aspekt stellt die zunehmende Zucht von Obst und Gemüse auf Optik und Haltbarkeit dar. Hierbei gehen in der Regel gesunde Inhaltsstoffe verloren.

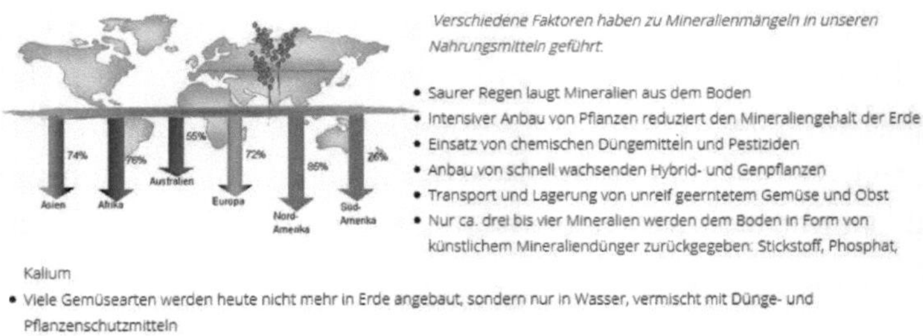

74%
76%
55%
72%
85%
26%
Asien
Afrika
Australien
Europa
Nord-Amerika
Süd-Amerika
Verschiedene Faktoren haben zu Mineralienmängeln in unseren Nahrungsmitteln geführt:
• Saurer Regen laugt Mineralien aus dem Boden
• Intensiver Anbau von Pflanzen reduziert den Mineraliengehalt der Erde
• Einsatz von chemischen Düngemitteln und Pestiziden
• Anbau von schnell wachsenden Hybrid- und Genpflanzen
• Transport und Lagerung von unreif geerntetem Gemüse und Obst
• Nur ca. drei bis vier Mineralien werden dem Boden in Form von künstlichem Mineraliendünger zurückgegeben: Stickstoff, Phosphat, Kalium
• Viele Gemüsearten werden heute nicht mehr in Erde angebaut, sondern nur in Wasser, vermischt mit Dünge- und Pflanzenschutzmitteln

Abb.9 (38)

Abbildung 9 zeigt die Ergebnisse des Earth Summit Reports der Vereinten Nationen von 1992, der belegt, dass während der vergangenen 100 Jahre 75% des Mineraliengehalts der Humusschicht der Erde verloren gegangen sind. Auch wenn solche Ergebnisse sich sicher nicht auf jeden Ackerboden übertragen lassen, so sollten sie uns doch nachdenklich machen und uns unsere landwirtschaftliche Produktionsweise hinterfragen lassen. In diesem Zusammenhang ist der Trend nach einer zunehmenden biologisch dynamisch nachhaltigen Produktionsweise zu begrüßen.

Nachdem wir nun wissen, welche Stoffe unser Körper für eine gute Funktion benötigt, stellt sich nun die Frage, was wir denn nun essen sollten, um gesund zu bleiben. Zunächst sollte unsere Nahrung vielfältig sein, das heißt, sie sollte reich an guten Fetten einigen Kohlehydraten sowie Vitaminen und Mineralien sein. Eine dogmatische Ernährungsweise sehe ich nicht als sinnvoll an, auch wenn uns Berichte in Zeitschriften und Büchern uns das immer wieder erzählen. Warum ist das so? Hier hilft uns einmal mehr ein Blick auf Völker, die besonders alt werden und dabei auch recht gesund bleiben. Interessant ist hierzu ein Bericht von Malte Rubach, einem Ernährungswissenschaftler, der zu Studienzwecken die Insel Okinawa bereiste, den Ort in Japan, wo die Menschen besonders alt werden. Hier ein Zitat aus seinen Erfahrungen in einem Kaiseki-Restaurant, in dem es traditionelle, regionale Speisen gibt: „Gemüse, zartes Fleisch vom Schwein, Rind und Huhn, Fisch und natürlich weißer Reis. Besonders in Erinnerung geblieben ist mir die Suppe mit einem glibberigen Klumpen drin, was sich als Kniegelenk vom Schwein rausstellte. Der Knorpel lässt sich dann rauslutschen und soll wertvolles Eiweiß liefern. Regionales Superfood sozusagen. Die Japaner schwören drauf.

Keine Spur von abgefahrenen und eintönigen Ernährungsformen aus Wunderknollen, Gemüsen und Früchten, die uns hierzulande gerne als Superfood verkauft werden. Die Japaner essen einfach von allem ein bisschen, aber nicht zu viel davon.“ (39)

Jedem Veganer dreht sich vermutlich bei solchen Schilderungen der Magen um und doch sollten wir darüber nachdenken, ob die in westlichen Ländern stark propagierte Ernährungsweise, die Fleischverzehr als potenziell schädlich und die vegetarisch/vegane Ernährungsweise als grundsätzlich gesünder darstellt, sinnvoll ist. Ich denke, wir sollten uns von solchen dogmatischen Denkweisen befreien und begreifen, dass unsere Nahrung frisch, regional, biologisch erzeugt und frei von Pestiziden und Antibiotika sein sollte. Wir sollten verstehen, dass wir nur dann Nahrung zu uns nehmen, wenn unser Körper dazu auffordert (wir haben Hunger). Wir müssen lernen, den Versuchungen durch ständig zur Verfügung stehende Nahrung zu widerstehen. Es ist an dieser Stelle interessant, dass es bisher nur eine studienbasiert nachgewiesene Methode der Lebensverlängerung gibt.

Dabei hat man Ratten in zwei Gruppen geteilt. Die eine bekam das übliche Nahrungsangebot, der zweiten Gruppe wurde 20% der Nahrungsmenge entzogen. Dabei kam heraus, dass die Gruppe, die nur 80% der normalen Nahrungsmenge erhielt, deutlich länger lebte. Aus ethischen Gründen konnte dieser Versuch leider nicht am Menschen durchgeführt werden. Trotzdem sollte uns das Ergebnis dieser Studie zu denken geben, denn es ist genau diese Ernährungsweise, die viele Japaner praktizieren. Dort gilt es als unhöflich, sich beim Essen den Bauch vollzuschlagen, bis nichts mehr hineingeht. Eine Verhaltensweise, die in weiten Bevölkerungskreisen der westlichen Hemisphäre sicher nur sehr schwer durchzusetzen ist, verlangt sie doch viel Selbstdisziplin. Aber genau das ist unser Problem. Wir stehen der Nahrungsaufnahme vollkommen gedankenlos gegenüber. Anstatt die Aufnahme von Nahrung als genussvollen Akt, der der Erhaltung unseres Körpers dient, anzusehen, stopfen viele Menschen vollkommen gedankenlos teilweise Dinge in sich hinein, die die Bezeichnung Lebensmittel einfach nicht verdienen. Deshalb sollten wir unserer Nahrung wieder mehr Aufmerksamkeit schenken und auch einmal etwas Dankbarkeit demjenigen zukommen lassen, der sie im Schweiße seines Angesichtes mit Liebe zum Produkt herstellt.

Deshalb, ob vegetarisch oder vegan, Low Carb oder Paleo, Glutenfrei oder Rohkost, jede dieser Ernährungsweisen hat sicherlich für sich betrachtet Vorteile, allerdings auch Nachteile. So sollten insbesondere Veganer ihren Vitamin-B12-Status regelmäßig überprüfen, da langfristig mit einem Mangel zu rechnen ist. Bei einer Low-Carb-Ernährung kann es zu Vitamin oder Mineralienmangel sowie zur Störung des Säure-Basenhaushalts kommen. Auch eine Paleo-Diät ist sicher nicht pauschal zu empfehlen, da sie auf hohem Fleisch- und Fettkonsum von guter Qualität aufbaut. Das ist sicher eine teure Angelegenheit, die für viele Menschen nicht umsetzbar ist. Interessant ist aber die Tatsache, dass einerseits propagiert wird, dass zu viel Fleischkonsum krebserregend ist und das Säure-Basengleichgewicht stört, andererseits dann wieder Ernährungsformen empfohlen werden, die relativ einseitig sind und im Falle der Paleo-Diät stark auf Fleischverzehr setzen. Was ist denn nun richtig? Nein, wir sollten unseren gesunden Menschenverstand einschalten und von denen lernen, die ohne Ernährungsratgeber, Diäten und neuesten wissenschaftlichen Erkenntnissen auskommen. Das sind die uns ja schon bekannten Völker auf Sardinien, Ikaria, die Hunza und die Menschen auf Okinawa. Nun haben wir in Nordeuropa nicht die gleichen Lebensmittel wie diese Menschen. Das brauchen wir auch nicht, auch in unseren

Breitengraden wachsen sie, die sogenannten „Superfoods“, wir müssen sie nur zu uns nehmen. Deshalb möchte ich im Folgenden einen Überblick über die Nahrungsmittel geben, die wir vorzugsweise zu uns nehmen sollten um gesund zu bleiben.

Getränke

Wasser ist das Getränk der Wahl. Trinken wir Wasser vermeiden wir schon einmal jede Menge Zucker, der vor allem in Limonaden, Cola, Fruchtsaftgetränken und allen voran Energy-Drinks vorhanden ist. Wer sein Wasser noch etwas „tunen“ möchte der gibt noch ca. 0,1 l Aronia Muttersaft oder 1-2 Teelöffel Camu-Camu-Pulver pro Liter hinein. Aronia Saft hat hervorragende gesundheitliche Eigenschaften, auf die ich unter *Beeren* noch näher eingehen werde. Camu-Camu-Pulver wird aus der Camu-Camu-Frucht hergestellt. Die Frucht mit dem höchsten Vitamin-C-Gehalt der Welt. 2 Teelöffel auf 1 Liter Wasser ergeben ca. 2 g Vitamin C. Da unser Blut bei ca. 400mg Vitamin C gesättigt ist, sollte das Wasser über den Tag verteilt getrunken werden, um möglichst viel Vitamin C aufnehmen zu können. Somit haben wir allein mit der täglichen Trinkmenge unseren Vitamin-C-Bedarf mehr als ausreichend gedeckt.

Zum Nachmittag sollten wir uns noch einen Tee gönnen. Aber nicht irgendeinen, sondern Jiaogulan-Tee. Jiaogulan wird auch „das Kraut der Unsterblichkeit“ in China genannt. Hierzu ein Zitat aus dem großen Jiaogulan-Buch: „Jiaogulan besitzt eine Vielzahl von Saponinen und hat adaptogene Eigenschaften. Diese passen sich den Bedürfnissen des Körpers an, bringen den Körper in ein Gleichgewicht und verjüngen ihn gleichzeitig. Die Saponine und die ebenfalls im Jiaogulan enthaltenen Antioxdantien schützen den Körper des Menschen vor freien Radikalen. Sie reduzieren die Zerstörung von Zellen und Membranen und verstärken die Produktion weißer Blutzellen, die für die Bekämpfung von Krankheiten verantwortlich sind. Jiaogulan enthält kein Koffein. Es hilft bei Schlaflosigkeit und Anspannung. Wenn Jiaogulan regelmäßig verzehrt wird, stellt sich ein allgemeines Gefühl des Wohlbefindens ein". (40)

Vor allem die über 80 verschiedenen Saponine sind es, die für die gesundheitlichen Wirkungen dieses Krautes verantwortlich sind. Saponine sind sekundäre Pflanzenstoffe, die die Pflanze vor Schädlingen, Pilzen und Krankheiten schützt. Diesen Stoffen werden auch schützende Wirkungen auf den menschlichen Körper zugeschrieben. Die adaptogene Wirkung unterteilten russische Forscher in drei Wirkungsgruppen:

1. Sie hilft dem Körper sich an verschiedene Belastungen anzupassen
2. Adaptogene verursachen im Körper keine Schäden oder belasten ihn
3. Sie besitzen die Fähigkeit, alle wichtigen Systeme des Körpers zu unterstützen

Die Wirkungen des Jiaogulans beziehen sich auf nachfolgend aufgeführte Körperfunktionen und Systeme:

- mehr Energie
- Stärkung des Immunsystems
- Verdauung
- Gesundheit des Herzens

- Stimmungsverbesserung und Stressregulation
- Hautregeneration
- Guter Schlaf
- Atemwegserkrankungen
- Diabetes
- Anti Aging
- Wirkung gegen Krebs

Dazu sagt Dr. Jialiu Liu folgendes: „Jiaogulan ist ein Kraut aus meiner Heimat Südchina, von dem ich glaube, dass es die weitreichendsten Vorteile für die menschliche Gesundheit und das Wohlbefinden aller bisher entdeckten Pflanzen besitzt. Das mag wie eine mutige Aussage erscheinen, aber nachdem ich dieses bemerkenswerte Tonikum seit mehr als zwanzig Jahren studiert habe, kann ich Ihnen versichern, dass es eine starke wissenschaftliche Grundlage gibt, um meine Leidenschaft für Jiaogulan zu unterstützen."

Ich denke, dem ist wenig hinzuzufügen, umso unverständlicher ist es, dass die gesundheitlichen Wirkungen dieses Krautes nicht auf den Packungen beschrieben werden dürfen und so eine weitere Verbreitung des Wissens um diese Pflanze behindert wird.

Eine gute Alternative zu Jiaogulantee ist Grüntee. Auch dieser hat durch seine gesunden Inhaltsstoffe hervorragende gesundheitliche Wirkungen. Insbesondere die sekundären Pflanzenstoffe, wie Catechine und Polyphenole sind für die positiven Eigenschaften dieses Tees verantwortlich. In über 2000 Studien, vor allem in Japan, konnten die gesundheitsfördernden Eigenschaften des Grüntees nachgewiesen werden. So soll er bei 60 Krankheiten helfen und 20 Krankheiten sogar heilen können. Besonders hervorzuheben sind die antientzündlichen, antiviralen, entsäuernden, verdauungsfördernden, entgiftenden und immunstärkenden Wirkungen des Tees. Das im Tee enthaltende L-Theanin wirkt auf den Neurotransmitter GABA, der eine angstlösende Wirkung entfaltet und die Produktion von Dopamin verstärkt, was unser Gehirn zu besserer Konzentration verhilft. Auch für Herz-Kreislauferkrankungen kann Grüntee eine positive Wirkung zeigen. Auch kann er bestimmte Risikofaktoren, wie LDL-Cholesterin, Gesamtcholesterin und die Triglyceridwerte positiv beeinflussen. Dies wurde in einigen Studien nachgewiesen. Auch eine krebsvorbeugende Wirkung wird dem Grüntee nachgesagt.

Beim Kauf des Tees sollte man jedoch darauf achten, dass dieser bei der Herstellung gedämpft wurde, was schonender für die Inhaltsstoffe ist. Auch die Verwendung von Pestiziden und Herbiziden beim Anbau des Tees stellt immer wieder ein Qualitätsproblem dar. Hier ist der Verbraucher gefordert, darauf zu achten, biologisch angebaute Teesorten zu verwenden, die allerdings auch immer ihren Preis haben. Insbesondere Matcha ist beim Grüntee, die Sorte, der wir besondere Aufmerksamkeit zukommen lassen sollten, da durch das Vermahlen der Teeblätter besonders viele der wertvollen Inhaltsstoffe des Grüntees beim Trinken aufgenommen werden.

Wer die gesundheitlichen Wirkungen von Jiaogulan- oder Grüntee noch steigern möchte, der gibt ein ca. walnussgroßes Stück feingeschnittenen Ingwer hinzu und süße den Tee bei Bedarf mit etwas Honig. Auf die gesundheitsfördernden Wirkungen von Ingwer gehe ich im Abschnitt Gewürze noch näher ein. Von diesen Teesorten, sollten täglich 1 bis 2 Tassen getrunken werden.

Milch ist wohl eines der derzeit umstrittensten Lebensmittel überhaupt. Doch warum ist das so, schließlich enthält Milch viel Eiweiß, Vitamine (A, B) und Mineralien. Jahrzehntelang wurde den Menschen suggeriert, dass Milch durch das in ihr enthaltene Kalzium für einen starken Knochenbau verantwortlich ist. Dabei ist der Mensch die einzige Spezies auf unserem Planeten, der auch als erwachsener Mensch Muttermilch, denn nichts anderes ist unsere Kuhmilch, zu sich nimmt. Das hat die Natur ganz sicher so nicht vorgesehen. Vielen Menschen fehlt auch das Enzym Laktase, sodass sie nicht in der Lage sind, die in der Milch enthaltene Laktose zu verarbeiten. Das Ergebnis sind Bauchschmerzen und Blähungen. Zwei weitere viel diskutierte Punkte sind der in der Milch enthaltene wachstumsfördernde molekulare Bestandteil IGF-1 und Micro-RNA, eine Erbsubstanz, die in Zellen an allen möglichen Prozessen beteiligt ist. Außerdem machen einige Ärzte bzw. Ernährungsberater die Milch für eine Verschleimung des Darmes verantwortlich. Das Problem an der ganzen Sache besteht nun darin, das sich die Studien zu diesen Themen widersprechen und somit wissenschaftlich keine eindeutigen Nachweise für ein Pro oder Contra Milch existieren. Und während Dr. Bodo Melnik, ein Milchgegner, von einem „hochbrisanten Cocktail“ im Zusammenhang mit Milch spricht, sagt Andreas Pfeiffer, immerhin einer der führenden Ernährungswissenschaftler: „Ich halte Milch für eines der hochwertigsten Proteine und sehe hier definitiv keinen Grund Zurückhaltung zu empfehlen.“ Auch das BfR kam im Auftrag des Ministeriums für Ernährung und Landwirtschaft zu der Aussage: „Die zurzeit verfügbaren Daten lassen den Schluss nicht zu, dass von Micro RNA in der Milch gesundheitliche Risiken ausgehen“. (41) Dieses Durcheinander spiegelt einmal mehr das Dilemma von Ernährungsstudien wider. Sie betrachten Korrelationen, keine kausalen Zusammenhänge. Andere Einflussfaktoren wie Rauchen, Lebenssituation, Bewegung etc. werden nicht betrachtet, somit erhält man keine eindeutigen Ergebnisse. Deshalb mein Rat: Wer unbedingt Milch trinken möchte und sie verträgt, soll es tun, aber es auch nicht übertreiben. Wer nach Alternativen sucht, trinkt halt Hafer, Mandel oder Sojamilch. Ein Argument für die Milch sei jedoch schon an dieser Stelle entkräftet: Dass Kalzium unsere Knochen stärkt, liegt nicht an der Milch, sondern an einem guten Vitamin-D-Haushalt in Verbindung mit genügend Vitamin K2. Kalzium nehmen wir genug auf, dafür brauchen wir die Milch nicht. Besonders Menschen mit Allergien oder Rheuma würde ich dringend von einem Milchgenuss abraten.

Insbesondere Menschen mit Vorerkrankungen oder einem schwachen Immunsystem sei ein Getränk empfohlen, das in der ayurvedischen Heilkunst Indiens schon seit Jahrhunderten bekannt und geschätzt wird – die goldene Milch. Diesem Getränk werden vielfältige gesundheitliche Wirkungen zugeschrieben. So soll es antivirale, antifugale und antibakterielle Wirkungen besitzen und somit das Immunsystem stärken. Es hilft allgemein bei der Abwehr von Krankheiten und Infektionen und wirkt durch das enthaltende Curcumin antioxydativ, das heißt, es schützt die Zellen vor freien Radikalen. Durch seine entzündungshemmenden Eigenschaften ist es ebenfalls gut für Menschen mit Arthrose oder rheumatoider Arthritis geeignet. Es kann die Stimmung verbessern und wirkt durch den enthaltenen

Zimt, der das Gesamtcholesterin, den Triglyceridwert und den LDL-Spiegel senkt, Herzkrankheiten entgegen. Durch das enthaltene Gingerol und Curcumin werden der goldenen Milch auch krebshemmende Eigenschaften nachgesagt. Wichtig bei der goldenen Mich ist die Tatsache, dass ausschließlich pflanzliche Milch verwendet wird. All diese Eigenschaften der goldenen Milch wurden zum Teil in Studien bestätigt, allerdings bedarf es weiterer größerer Studien, um all das wissenschaftlich nicht widerlegbar nachzuweisen. Aber woher soll das Geld für solche teuren Studien kommen? Wer hat ein Interesse daran, den Wert der goldenen Milch zu beweisen? Wer kann daran verdienen?

Hier das Rezept für die goldene Milch:

- 300 ml pflanzliche Milch
- 2-3 cm Kurkuma (oder 1 TL Pulver)
- 2-3 cm Ingwer
- ¼ TL schwarzer Pfeffer
- ¼ TL Zimt
- ½ TL Kokosöl
- Eine Prise frisch gemahlene Muskatnuss, Kardamom, Nelke
- Bei Bedarf etwas Honig zum Süßen

Alle Zutaten in einen Mixer geben und fein mahlen, bei Bedarf durch ein Tuch gießen. Dann in einen Topf geben und kurz aufkochen, anschließen 2 bis 3 min. köcheln lassen, fertig.

Fleisch

In vielen Ernährungsratgebern wird das Thema Fleischkonsum sehr konträr diskutiert. Vegetarier und Veganer lehnen Fleischkonsum aus ethischen, geschmacklichen oder gesundheitlichen Gründen ab. Viele Gesundheitsberater raten vom Fleischverzehr aus Gründen wie Übersäuerung, Krebsgefahr und Einfluss auf Herz-Kreislauferkrankungen ab. Andere wiederum preisen die Paleo-Diät, die sich an der Ernährungsweise der Steinzeitmenschen orientiert und stark auf Fleisch- und Fettverzehr bei weitestgehendem Verzicht auf Kohlehydrate setzt. Wir sehen wieder das gleiche Bild, drei Menschen, vier Meinungen. Was ist nun richtig? Die Antwort ist eindeutig – es gibt keine eindeutige Antwort.

Warum sollten wir überhaupt Fleisch essen? Die Antwort vieler Menschen ist relativ simpel – weil es schmeckt. Es macht für den Körper aber durchaus auch Sinn, Fleisch zu essen. Enthält es doch neben Wasser auch ca. 20% Eiweiß, das der Körper gut verwerten kann. Es ist reich an essenziellen Aminosäuren, Vitaminen (A, B), Eisen, Zink und Selen. Allerdings enthält Fleisch auch Purine, die im Körper zu Harnsäure umgewandelt werden, um dann bei vielen starken Fleischessern in Gicht zu münden. Seinen negativen Ruf hat sich Fleisch vor allem durch seinen Fett und Cholesteringehalt erworben. Allerdings muss man auch wissen, dass mageres Fleisch lediglich 1-4 g Fett/100g enthält. Das ungeliebte Cholesterin kommt vor allem in Nieren, Leber und Wurst vor. Besonders kritisch muss die Fleischqualität aus Massentierhaltung betrachtet werden. Hier gibt es einen ethischen, durch unwürdige Haltungsbedingungen verursachten und einen gesundheitlichen, durch übermäßigen Medikamenteneinsatz verursachten Aspekt. Ich möchte kein Fleisch von einem Tier essen, dem man zu Lebzeiten Antibiotika verabreicht hat, die anschließend in meinem Körper Resistenzen bilden. Absolut erschreckend ist die Tatsache, dass es erlaubt ist, in der Massentierhaltung Reserveantibiotika einzusetzen. Diese bilden in der Notfallmedizin die letzte Möglichkeit, Multiresistente Keime zu bekämpfen. In Geflügelfleischproben aus Supermärkten wurde in jeder zweiten Probe Reste dieser Antibiotika nachgewiesen. Niemand muss sich darüber wundern, dass immer mehr Menschen im Notfall nicht mehr auf die Wirkung von Antibiotika ansprechen. Selbst Ärzte sehen die derzeitige Situation als hoch gefährlich an. Umso erschreckender ist die Tatsache, dass das Bundeslandwirtschaftsministerium diese Situation kennt, allerdings nichts gegen den völlig unverhältnismäßigen Einsatz dieser Antibiotika unternimmt. Gegen biologisch erzeugtes Fleisch ohne Medikamenteneinsatz ist grundsätzlich nichts einzuwenden. Letztlich sind es immer wir Verbraucher, die bestimmen, wie Tiere gehalten werden. So lange Menschen nicht mehr als 5€ für ein Kilo Schnitzel bezahlen wollen, werden die Bauern das Kilo für 5€ produzieren, was sollen sie auch machen? Kaufen wir Verbraucher jedoch nur noch hochwertiges tiergerecht produziertes Fleisch, wird der Bauer es auch so produzieren und ich vermute, den meisten Bauern würde eine solche Produktionsweise auch mehr Freude bereiten.

Fleisch von Rind und Schwein ist dabei nährstoffreicher als Geflügel. Besonders Eisen wird beim Fleischverzehr durch den Körper besser aufgenommen als aus Pflanzen. Durch Fleischverzehr kann der Bedarf an Vitamin B12, Eisen und Selen besonders gut gedeckt werden. Doch was ist an Fleischkonsum jetzt kritisch zu sehen?

In den USA gab es im Jahr 2009 eine große Studie mit 500.000 Teilnehmern über einen Zeitraum von zehn Jahren. Diese kam zu dem Ergebnis, dass der Verzehr von großen Portionen von Rind-, Schweine- und anderem roten Fleisch die Gefahr für Krebs und Herz-Kreislauferkrankungen erhöhten. Für den Verzehr von Geflügel und Fisch konnte dies nicht festgestellt werden. Zu diesem Ergebnis kommen auch eine Reihe von weiteren empirischen Studien. Allerdings kommt das Bundesinstitut für Risikobewertung (BfR) zu dem Schluss, das hier kein kausaler Zusammenhang hergestellt werden kann, da in solchen Studien oftmals Lebensumstände wie Rauchen, Alkoholgenuss, private Lebensumstände, Stress und die Art und Weise der Nahrungszubereitung nicht berücksichtigt werden. Forscher kanadischer Universitäten sowie Experten aus Polen und Spanien des Cochrane-Zentrums kamen in einer anderen Studie zu der Auffassung, dass Fleischgenuss nicht grundsätzlich für die Entstehung von Krebs und Herz-Kreislauferkrankungen verantwortlich gemacht werden kann. Interessant ist in diesem Zusammenhang die Aussage von Aaron Carroll und Tiffany Doherty im „Annuals of internal Medicine“, dass es an der Zeit sei, der Öffentlichkeit besser zu kommunizieren, wie unsicher viele Ergebnisse von Ernährungsstudien in Puncto Gesundheitseffekte tatsächlich sind.

Deshalb sollten wir uns wieder einmal unseres gesunden Menschenverstandes bedienen und den vernünftigen „goldenen“ Mittelweg gehen, den schon unsere Großeltern gegangen sind, und uns an den Sonntagsbraten erinnern, den es früher gab, als Fleischverzehr noch als etwas „Besonderes“ galt. Wir sollten der Kreatur unseren Respekt erweisen und nicht mehr Fleisch essen als unbedingt nötig. Wenn wir Fleisch essen, dann sollte es von hoher Qualität und biologisch natürlich und unter guten Haltungsbedingungen erzeugt werden. Wir sollten eher Fisch und Geflügel zu uns nehmen, auch Wild ist eine gute Alternative. Aber auch wenn es einmal ein Schweine- oder Rinderbraten ist, so werden wir davon nicht gleich erkranken. Ablehnen würde ich zumindest unter jetzigen Bedingungen Putenfleisch, da dies unter Massentierhaltung aufgrund der Anfälligkeit der Puten gegenüber Krankheiten kaum ohne Einsatz von Antibiotika oder anderen Medikamenten zu produzieren ist. Auch Wurstwaren sollten aufgrund des Einsatzes von Nitritpökelsalz eher gemieden werden. Das gleiche gilt für gepökeltes Fleisch, insbesondere, wenn dies dann noch gebraten oder gegrillt wird. Die dabei entstehenden Nitrosamine sind für unsere Gesundheit alles andere als förderlich. Allerdings hat die Industrie reagiert und setzt jetzt verstärkt Salze und Ascorbinsäure bei der Produktion solcher Nahrungsmittel ein, sodass das Risiko durch Nitrosamine zumindest gesenkt werden konnte. Letztlich ist eine Aufnahme von Nitrosaminen auch nicht völlig zu vermeiden, kommen sie auch in Pflanzen vor. Letztlich muss man konstatieren, dass Fleischgenuss immer umstritten sein wird, je nachdem, aus welcher Perspektive man ihn sieht. Man kann jedoch sicher nicht sagen, dass Fleischgenuss grundsätzlich gesundheitsschädlich ist. Vielmehr kommt es wie immer im Leben auf das Maß und die Qualität an. Also lieber etwas weniger, dafür umso hochwertiger. Wir sollten dem Fleisch einfach etwas mehr Respekt entgegenbringen, musste doch eine Kreatur für unseren Genuss letztlich sein Leben lassen.

Gemüse

Menschen, esst mehr Gemüse und viele eurer gesundheitlichen Probleme lösen sich in Luft auf – so könnte man es vielleicht etwas reißerisch und vielleicht auch etwas übertrieben formulieren. Aber es hat schon durchaus einen Sinn, dem Gemüse in der Ernährung einen größeren Platz einzuräumen. Doch warum ist das so?

Gemüse enthält viele Mikronährstoffe die der Körper für seinen Stoffwechsel benötigt. Insbesondere Vitamine, Mineralien, Ballaststoffe, Flavonoide und Polyphenole sind die Inhaltsstoffe, die für die positiven Eigenschaften des Gemüses verantwortlich sind. Gemüse enthält weniger Kohlenhydrate (Zucker) als beispielsweise Getreideprodukte und somit auch weniger Kalorien. Besonders der hohe Anteil von Ballaststoffen sorgt für eine gesunde Darmflora. Auch das Fettsäureverhältnis von guten Omega-3-Fettsäuren zu in der Menge ungünstigeren Omega-6-Fettsäuren spricht für mehr Gemüse- als Fleischgenuss. Da Gemüse leichter verdaut wird als Fleisch, spart der Körper Energie und wirkt einer Übersäuerung entgegen. Das ist auch der Grund, warum insbesondere Menschen mit Stoffwechselerkrankungen, wie z.B. rheumatoide Arthritis, Krebs, Diabetes und vielen anderen Erkrankungen überwiegend pflanzliche Kost zu sich nehmen sollten. Doch welches Gemüse sollten wir vorwiegend zu uns nehmen, gibt es Unterschiede in den gesundheitlichen Wirkungen von Gemüse? Ja, ich denke, die gibt es und es sind keineswegs die in vielen Zeitschriften gepriesenen sogenannten „Superfoods" wie z.B. Qinoa, die wir zu uns nehmen sollten, um etwas für unsere Gesundheit zu tun. Nein, wir haben die „Superfoods" auch in unseren Breitengraden. Interessant ist in diesem Zusammenhang eine Studie der William Paterson Universität, die im Fachmagazin „Preventing Chronic Disease“ (42) veröffentlicht wurde und 47 Obst- und Gemüsesorten auf 17 Nährstoffe untersuchte. In dieser Studie wurde dann eine Reihenfolge der Sorten aufgestellt, die die höchste Konzentration dieser Nährstoffe pro 100g Gewicht aufwiesen. Allerdings wurde der Anteil sekundärer Pflanzenstoffe bei dieser Studie nicht berücksichtigt. Trotzdem ist sie durchaus hilfreich, gibt die Studie doch zumindest einen Hinweis darauf, welche Gemüsesorten vorwiegend verzehrt werden sollten, um seinen Nährstoffbedarf optimal zu decken. Hier ist die Reihenfolge der Gemüsesorten mit dem höchsten Nährstoffgehalt:

1. Brunnenkresse
2. Chinakohl
3. Mangold
4. Rote Beete
5. Spinat
6. Chicoree
7. Kopfsalat
8. Petersilie
9. Romanasalat
10. Markstammkohl

Eine weitere Gattung heimischer „Superfoods“ sind für mich die Kreuzblütler. Dazu gehören Wirsingkohl, Weißkohl, Rosenkohl, Rotkohl, Spitzkohl und vor allem Grünkohl. Gerade Kohlsorten genießen ja in breiten Bevölkerungsschichten nicht gerade den besten Ruf, allerdings völlig zu Unrecht. So sind Kohlsorten reich an Vitaminen und Kalzium, die wichtig für das Immunsystem und die

Knochengesundheit sind. Sie enthalten Kalium und Eisen, die für die Kommunikation der Nervenzellen und die Bildung roter Blutkörperchen sowie die Herzgesundheit von Bedeutung sind, und Ballaststoffe, die eine gesunde Darmflora fördern. Besondere Bedeutung haben jedoch die sekundären Pflanzenstoffe, die vielfältige gesundheitsschützende Wirkungen besitzen. So ist mittlerweile wissenschaftlich gut erforscht, dass sekundäre Pflanzenstoffe vaskuläre Effekte hervorbringen, die Blutgefäße erweitern und damit den Blutdruck senken sowie neurologische, entzündungshemmende und antibakterielle Effekte zeigen und schließlich krebsvorbeugende Effekte haben. Eine besondere Stellung unter den Kohlsorten nimmt der Grünkohl ein. Von allen Kohlsorten ist er wohl der Gesündeste. Enthält er doch neben Vitamin A, B, C und K auch Kalzium, Kalium, Magnesium und Eisen. Besonders sein Gehalt an Flavonoiden, Carotinoiden sowie Senfölglycosiden machen ihn so wertvoll. Wissenschaftler der Universität Oldenburg und der Jacobs Universität Bremen kamen 2016 in einer Studie zu der Erkenntnis, dass die Senfölglycoside des Grünkohls, Krebserkrankungen besser vorbeugen können, als alle anderen Kohlsorten. Hier ist Grünkohl selbst dem Broccoli, dem auch krebsvorbeugende Wirkungen zugeschrieben werden, deutlich überlegen.
Hier mal ein Rezept, Grünkohl etwas anders zu genießen:

Grünkohlchips
250 g Grünkohl
3 Esslöffel Olivenöl
½ Teelöffel Salz

Grünkohlblätter in größere Stücke zupfen, Olivenöl und Salz vermischen und Grünkohlblätter mit dem Öl benetzen, anschließen für 30 bis 40 min im Backofen auf Backpapier bei 130 °C backen. Ein krosser Snack für zwischendurch und auch noch richtig gesund.

Wichtig ist die Art der Zubereitung für die gesundheitliche Wirkung von Kohl. Besonders gesund ist er als Rohkost, die einen deutlich breiteren Raum in unserer Ernährung einnehmen sollte. Gehen doch beim Garen durch Hitzeeinwirkung ein Großteil der Vitamine und auch Schwefel verloren.

Hülsenfrüchte sind eine weitere Art von Gemüse, dem wir mehr Aufmerksamkeit schenken sollten. Zu den Hülsenfrüchten gehören Erbsen, Bohnen, Soja und Linsen. Sie sind reich an pflanzlichem Protein, Ballaststoffen und enthalten wenig Fett. Besonders der Gehalt an B-Vitaminen, Eisen, Kupfer, Magnesium, Mangan, Zink, Phosphor und Folat machen Hülsenfrüchte zu einem wertvollen Lebensmittel. Und doch gibt es auch bei dem Verzehr von Hülsenfrüchten einiges zu beachten. Sie sind schwer verdaulich, das kann durch die Zugabe von Essig abgemildert werden. Da Hülsenfrüchte Lektin und Phytat enthalten, sollten sie nie roh verzehrt werden. Lektine und Phytate sind Antinährstoffe, die die Aufnahme von Nährstoffen im Darm verhindern. Sind Hülsenfrüchte deshalb für uns schädlich? Nein. Wir sollten einfach ein paar Dinge beachten, die für den Verzehr von Hülsenfrüchten wichtig sind. So sollten ungeschälte Hülsenfrüchte grundsätzlich mindestens zwölf Stunden eingeweicht werden, so werden die Phytate erheblich reduziert. Anschließend sollten sie mindestens 15 Minuten gründlich erhitzt werden, auf diese Weise werden Lektine weitgehend zerstört. Gekeimte Hülsenfrüchte sollten kurz blanchiert werden. Eine Ausnahme bilden hier Erbsen. Diese kann man auch frisch vom Busch naschen, da sie keine Lektine enthalten. Allerdings sollte sich die Verzehrmenge in Grenzen halten, da sie weniger verträglich sind. Menschen, die aufgrund eines erhöhten Harnsäurespiegels zu Gicht neigen, sollten Hülsenfrüchte aufgrund ihres Puringehaltes besser meiden. Eine besonders gesunde Art der Verarbeitung von Hülsenfrüchten, stellt die Fermentation dar. Hierbei wird Gemüse (z.B. Kohl) direkt mit 2 bis 3% Salz vermischt oder feste Gemüsesorten (z.B. Kohlrabi, Bohnen, Brokkoli) mit einer dreiprozentigen Salzlake übergossen, anschließend in Gläser gefüllt und beschwert, sodass immer Flüssigkeit über dem Gemüse steht. Jetzt können die Gläser verschlossen werden (nicht luftdicht). Anschließend stellt man sie für ca. 2 bis 3 Tage in einen geheizten Raum, bis sich Kohlensäurebläschen gebildet haben. Jetzt können die Gläser für mindestens 3 Wochen in den Keller gestellt werden. Danach ist das fermentierte Gemüse genussreif und richtig gesund. Das hat vor allem damit zu tun, dass während der Fermentation Zellstrukturen des Gemüses aufgebrochen werden und es damit für die Verdauung vorbereitet wird. Die bei der Fermentation entstehende Milchsäure ist ein Treiber für die Entwicklung gesunder Darmbakterien. Übrigens würde ich keine gekauften fermentierten Lebensmittel zu mir nehmen, da hier die Fermentationszeit aus Kostengründen oft kurz gehalten wird und diese Lebensmittel dann oftmals erhitzt werden, um sie haltbar zu machen, dabei werden

Milchsäurebakterien jedoch abgetötet – das Lebensmittel ist dann biologisch tot.

Eine besondere gesundheitliche Bedeutung in unserer Küche hat auch das Lauchgemüse. Hierzu gehören die Zwiebel, der Knoblauch, Schnittlauch und Porree. Der Grund hierfür ist der hohe Gehalt an Vitaminen, Mineralien und Antioxidantien. Zwiebeln beispielsweise sind kalorienarm, reich an Vitaminen, Mineralstoffen und Ballaststoffen. Besonders die enthaltenen Schwefelverbindungen tragen zur Bildung der körpereigenen Aminosäure Taurin bei, die wiederum für die Ausschüttung der für den Fettabbau zuständigen Hormone verantwortlich ist. Da die Schwefelverbindungen über den Atem ausgeschieden werden, passieren sie dabei die Lunge und Bronchien und lassen dabei gereizte Schleimhäute abschwellen und wirken antibakteriell. Es gibt kaum ein besseres natürliches Mittel Erkältungskrankheiten, die im Mund und Rachenraum beginnen, zu verhindern. Deshalb an dieser Stelle das ultimative Rezept, bei beginnenden Erkältungskrankheiten, die sich ja in der Regel, durch Kratzen im Hals oder Halsschmerzen ankündigen.

Zwiebelsaft

Mehrere große Zwiebeln werden in dünne Scheiben geschnitten. Anschließend gibt man die Zwiebelscheiben in eine Schüssel und bestreut Schicht für Schicht der Zwiebelscheiben mit etwas Zucker. Dann lässt man die Zwiebelscheiben einige Stunden abgedeckt stehen. Jetzt bildet sich in der Schüssel Zwiebelsaft. Von diesem Saft nimmt man morgens und abends jeweils einen Esslöffel. Ich kann aus eigener Erfahrung sagen, dass dieser Saft in früheren

Jahren häufiger angewandt einen nahezu hundertprozentigen Erfolg bei der Bekämpfung einer Erkältung zeigte. Der Saft schmeckt übrigens nicht so schlecht, wie manch Leser sich das jetzt vielleicht vorstellt. Dies ist auf jeden Fall ein einfach anzuwendendes, billiges und hoch wirksames Rezept auf rein natürlicher Basis.

Knoblauch ist aus der Mittelmeerküche nicht wegzudenken und das zu Recht. Auch in der deutschen Küche findet er in den letzten 20 Jahren immer mehr Verbreitung. Auch beim Knoblauch ist es eine schwefelhaltige Verbindung – das Alliin, das besondere gesundheitliche Wirkungen hervorruft. Aus dem Alliin bildet sich durch das Enzym Alliinase das Allicin. Dem Allicin werden wachstumshemmende Eigenschaften von Bakterien und Pilzen zugesprochen. Es hemmt die Blutgerinnung, verbessert die Blutflusseigenschaften und wirkt somit Herz- Kreislauferkrankungen entgegen. Außerdem wirken die Schwefelverbindungen antiviral.

Schnittlauch, obwohl weit verbreitet, fristet doch völlig zu Unrecht ein Mauerblümchendasein in deutschen Küchen. Oft als Dekoration verwendet, kann er seine gesundheitsfördernden Wirkungen auf uns Menschen nicht in vollem Umfang entfalten. So enthält Schnittlauch viele Ballaststoffe sowie die Vitamine B, C und K. Besonders Vitamin K hat eine hohe Bedeutung für die Osteoporose-Vorbeugung. Umso verwunderlicher ist es, dass es in den Leitlinien zur Osteoporose-Behandlung diesbezüglich keine Empfehlungen gibt. Weiter scheint hier die Europäische Behörde für Lebensmittelsicherheit zu sein, die längst die positiven Wirkungen von Vitamin K auf die Knochengesundheit bestätigt hat. Schnittlauch enthält weiterhin vor allem Kalium, Calcium, Magnesium, Schwefel und Eisen. Er hat eine blutreinigende, harntreibende, schleimlösende Wirkung. Er wirkt antientzündlich und antibakteriell, was positive Wirkungen gegen Bluthochdruck und Krebs hervorruft. Durch seinen Polyphenolgehalt besitzt er antioxidatives Potenzial, das heißt, er wirkt Zellschäden entgegen. Hier dazu mein Lieblingsrezept für Schnittlauch:

Budwig-Creme mit Schnittlauch und Pellkartoffeln

500 g Magerquark
6 El Milch (möglichst pflanzliche Milch)
12 El Leinöl
1 Bund Schnittlauch
etwas Salz und Pfeffer

Alle Zutaten kräftig vermischen, bis ein sahniger Quark entsteht, mit einem Bund frischen kleingeschnittenen Schnittlauch vermischen, dazu Pellkartoffeln. Hier haben wir ein Gericht, das die Zellspannung (durch Leinöl) verbessert, antioxidativ wirkt, den Vitamin- und Mineralienhaushalt verbessert, die Knochen schützt und eine gesunde Darmflora fördert. Und das alles kostengünstig, schnell gemacht, gesund und vor allem lecker – was will man mehr?

Der Letzte in der Runde der Lauchgemüse ist der Porree. Er zeichnet sich durch einen hohen Kalium- und B-Vitamingehalt aus. Das hat positive Auswirkungen auf den Stoffwechsel, die Nervenfunktionen, die Zell- und Nierenfunktionen sowie die Bildung roter Blutkörper. Besonders hervorzuheben ist sein Gehalt von mehr als 25 Flavonoiden. Zur Erinnerung, Flavonoide sind Naturstoffe mit entzündungshemmenden, antioxidativen, antifugalen, antibakteriellen, antiviralen und antikanzerogenen Eigenschaften. Kurzum, auch Porree sollte so oft es geht auf unserer Speisekarte stehen.

Rettich ist der Oberbegriff für die Familie der Rettiche. Dazu gehören große (runder schwarzer Rettich und weißer Bierrettich) und kleine Sorten (Radieschen). Es gibt Sommer- und Winterrettiche. Winterrettiche sind nährstoffreicher und schärfer als Sommerrettiche. Rettiche enthalten Kalium, Kalzium, Natrium, Magnesium, Phosphor und Eisen. Besondere Bedeutung hat ihr Gehalt an Senfölen, schwefelhaltigen Ölen, Zimtsäure und Flavonoiden. Rettiche wirken antibiotisch, schleimlösend, fördern die Produktion der Gallenflüssigkeit und die Fettverdauung. Besonders bei Erkältungskrankheiten (Bronchitis, Husten) und bakteriellen Atemwegserkrankungen ist der Verzehr von Rettich zu empfehlen. Hier hat der regelmäßige Verzehr vor allem auch vorbeugenden Charakter. Bei einem empfindlichen Magen, direkt nach einer Kolik oder bei einer akuten Entzündung der Gallenwege ist der Verzehr von Rettich nicht zu empfehlen. Besonders gut eignet sich der Rettich auch zur Fermentierung und steht dadurch das ganze Jahr zur Verfügung. Hier mal mein Lieblingsrezept zum Verzehr von Rettich, einfach, gesund und lecker:

1 schwarzer Rettich
etwas Salz
Leinöl

Rettich schälen und in dünne Scheiben schneiden. Anschließend in eine Schüssel geben und salzen, mit einem

Schuss Leinöl übergießen. Dann in den Kühlschrank und 2 bis 3 Stunden ziehen lassen – lecker und richtig gesund. Einziger Nachteil des Rettichgenusses ist ein etwas übler Atem, aber das ist sicher das geringste Problem.

Kräuter/Wildkräuter

Kräuter/Wildkräuter haben leider noch nicht die Bedeutung in unserer Küche, die sie eigentlich haben sollten. Das ist bedauerlich, enthalten Kräuter doch viele Vitamine, Mineralstoffe und vor allem sekundäre Pflanzenstoffe, die unsere Gesundheit fördern. Seit Jahrhunderten gibt es Menschen, die sich mit den Heilkräften der Kräuter beschäftigten und anderen Menschen durch ihr Wissen halfen, Krankheiten zu überwinden. Dieses Wissen ist in unserer modernen Zeit leider zusehends in Vergessenheit geraten. Wir sollten wieder lernen, diesen Leuten zuzuhören und ihr Wissen für die Erhaltung unserer Gesundheit zu nutzen. Dazu gehören Menschen wie Maria Treben, die in ihrem Buch „Gesundheit aus der Apotheke Gottes“ die vielfältigen Wirkungen heimischer Kräuter beschrieben hat. Aber auch Menschen wie Wolf Dieter Storl, Sebastian Viellechner oder Ingrid Rosen vom Kräuterhof Rosen stehen stellvertretend für diejenigen, die auch heute noch darum bemüht sind, das Wissen um die Wirkungen der Kräuter weiterzugeben. Deshalb an dieser Stelle ein kurzer Überblick über einen Teil der in unserer Küche bedeutsamsten Kräuter und deren Wirkungen:

Gartenkräuter

- Gartenkresse: enthält Senföle, die wachstumshemmend auf Bakterien, Viren und Pilze wirken. Sie enthält Vitamine, Mineralstoffe und Spurenelemente und wirkt wie ein natürliches Antibiotikum. Kresse wirkt blutreinigend und regt den Stoffwechsel an.

- Bärlauch: wirkt blutdrucksenkend und antibakteriell.
- Basilikum: wirkt blutdrucksenkend und antibakteriell, entzündungshemmend und verdauungsfördernd
- Bohnenkraut: wirkt verdauungsfördernd und hustenstillend.
- Dill: wirkt verdauungsfördernd, ist magenfreundlich, stressreduzierend, schmerzreduzierend und fördert die Milchbildung stillender Mütter.
- Estragon: wirkt appetitanregend, entzündungshemmend, entgiftend, entkrampfend und beruhigend.
- Fenchel: wirkt entzündungshemmend, verdauungsfördernd und schonend für den Magen-Darm-Trakt.
- Koriander: wirkt antibakteriell, antioxidativ, entwässernd, beruhigend, stimuliert das Immunsystem, entgiftend bei Schwermetallen und ist hilfreich bei Durchfall
- Liebstöckel/Maggikraut: wirkt durchblutungsfördernd und wird angewandt bei Gicht, Ekzemen, rheumatoider Arthritis, Verstopfung, Appetitlosigkeit und Frauenleiden.
- Lorbeer: wirkt verdauungsfördernd, stimmungsaufhellend und bei Rheuma.
- Majoran: wirkt appetitanregend, heilend, schmerzstillend, entzündungshemmend, antibakteriell und wird bei Erkältung, Magen-Darmbeschwerden, Gallenbeschwerden und Durchfall angewandt.

- Oregano: wirkt stark antibakteriell, antiviral, antifugal, verdauungsfördernd und wird bei Fieber, Erbrechen, Durchfall und bakteriellen Infekten angewandt.
- Petersilie: ist mineralstoffreich, wirkt verdauungsfördernd und entzündungshemmend.
- Pfefferminze: wirkt antibakteriell, gallentreibend und entkrampfend. Sie hilft bei Magenschmerzen, Leberbeschwerden, Gallenbeschwerden und Durchfall.
- Rosmarin: wirkt antibakteriell, antiviral und stärkt das Immunsystem. Er wirkt Verdauungsbeschwerden entgegen, steigert die Leistungsfähigkeit des Gehirns und kräftigt Herz- und Blutgefäße. Ihm wir eine krebshemmende Wirkung zugesprochen.
- Salbei: wirkt blutreinigend, schleimlösend und appetitanregend. Er wird bei Entzündungen des Rachenraumes eingesetzt, kann Schlaganfälle verhindern und wirkt bei kranker Leber. Auch bei Krämpfen, Rückenmarksleiden und Nachtschweiß werden ihm heilende Wirkungen nachgesagt.
- Thymian: als Öl angesetzt, wirkt er bei Schlaganfällen, Multipler Sklerose, Rheumatismus und Verstauchungen. Er wirkt bei chronischen Erkrankungen der oberen Luftwege, Bronchialverschleimung oder Bronchialasthma ebenso wie bei Magen- und Menstruationskrämpfen insbesondere als Tee genossen
- Zitronenmelisse: wirkt bei Unruhe, krampflösend, beruhigend und bei Schlafstörungen

Wildkräuter

Brennnessel: wirkt entwässernd, harntreibend, schmerzstillend und Blasen- und Gallenbeschwerden entgegen

Gänseblümchen: ist magenfreundlich und stressreduzierend.

Kamille: wirkt beruhigend, entzündungshemmend, beruhigend, heilend und fördert die Verdauung.

Klee/Rotklee/Wiesenklee: wirkt blutreinigend, antikanzerogen, leberreinigend und gegen Schwindel, Schweißausbrüche und Ekzeme

Lavendel: wirkt bei Leber- und Lungenkrankheiten, Milzerkrankungen und Verdauungsbeschwerden.

Löwenzahn: wirkt antibakteriell, entwässernd, stoffwechselanregend, fördert die Ausleitung von Giftstoffen, bei Schwermetallvergiftung und Leberbeschwerden

Sauerampfer: wirkt appetitanregend, verdauungsfördernd und kann bei Zahnschmerzen helfen.

Schafgarbe: wirkt verdauungsfördernd, blutreinigend und hilft bei Reizdarmsyndrom, Geschwüren, Frauenleiden und Völlegefühl.

Gewürze

Das buchstäbliche Salz in der Suppe sind unsere Gewürze. Gab es früher Salz und Pfeffer, so hat sich das Angebot aufgrund der zunehmenden Globalisierung in den letzten Jahrzehnten massiv erweitert. Wir sollten diese Vielfalt nur nutzen, denn die gesundheitlichen Wirkungen der unterschiedlichen Gewürze aus aller Herren Länder sind doch erstaunlich. Schon hier möchte ich aber sagen, dass es vor allem zwei Gewürze sind, die wir regelmäßig verwenden sollten, da ihre gesundheitlichen Wirkungen so bedeutsam sind, dass ein Verzicht auf sie einfach nur mit einem hohen Grad an Ignoranz unserer Gesundheit gegenüber zu erklären wäre. Es sind Ingwer und Kurkuma. Diese beiden Gewürze sind für mich die „Königsgewürze“ unter allen anderen Gewürzen. Trotz allem sollte wir möglichst vielseitig würzen um die unterschiedlichen gesundheitlichen Wirkungen einzelner Gewürze für uns nutzen zu können. Deshalb hier mal ein Überblick über die Gewürze und deren Wirkungen:

- Kurkuma: enthält ätherische Öle und das Polyphenol Curcumin. Es wirkt stark antioxydativ und stark entzündungshemmend. Es ist in der Lage, die Gehirnfunktion zu erhalten, und wird bei dem metabolischen Syndrom und gegen Krebs eingesetzt. Es hilft bei Darminfekten, Gallenentzündung und Arteriosklerose. Auch bei Arthrose kann regelmäßiger Verzehr von Kurkuma positiv wirken. Im Grunde ist der Genuss von Kurkuma bei allen Arten von Entzündungen im Körper sinnvoll. Wichtig bei der Anwendung ist darauf zu achten, des Kurkuma möglichst erhitzt wird und immer zusammen mit Pfeffer verzehrt wird, um die biologische Verfügbarkeit im Körper zu erhöhen. Beim Kauf von Kurkuma sollte man auf frische Rhizome zurückgreifen, die beim Verarbeiten jedoch stark färben. Beim Kauf von Kurkumapulver sollte man auf biologisch produziertes Pulver zurückgreifen, da teilweise minderwertiges, gestrecktes Pulver auf dem Markt vertrieben wird. Dies ist meistens an einem sehr günstigen Preis zu erkennen.
- Ingwer: enthält Vitamin C, Magnesium, Eisen, Kalzium, Kalium, Phosphor und Natrium. Er wirkt antibakteriell, antiviral, schleimlösend und entzündungshemmend. Er wirkt durchblutungsfördernd, steigert die Magensaft- Speichel und Gallenbildung und fördert

sowohl den Stoffwechsel als auch die Fettverdauung. Auch für die Entgiftung der Leber werden ihm positive Wirkungen nachgesagt. Wissenschaftlich belegt ist die Wirkung des Ingwer auf die Linderung von Schmerzen. Dies konnten amerikanische Forscher auch bei Arthrosepatienten nachweisen. Weiterhin wirkt er bei Appetitlosigkeit und Reiseübelkeit. In der traditionellen chinesischen Medizin wird dem Ingwer auch eine anregende Wirkung auf das Immunsystem zugeschrieben. Menschen mit empfindlichem Magen sollten sich vorsichtig an den Genuss von Ingwer heranwagen. Allgemein kann gesagt werden, dass Ingwer eines der mit Abstand gesündesten Gewürze dieses Planeten ist. Wir sollten ihn deshalb regelmäßig konsumieren.

- Cayennpfeffer: Cayennpfeffer ist nichts anderes als gemahlene Chilischoten. Die gesundheitlichen Wirkungen des Cayennpfeffers sind vor allem auf dem Capsaicin zurückzuführen. Seine entzündungshemmenden Wirkungen beruhen auf der Verhinderung der Bildung von Prostaglandinen, die, wenn im Übermaß vorhanden, Entzündungen im Körper auslösen können. Er kann den Magen schützen und zur Blutzuckersenkung beitragen. Durch seine entzündungshemmenden Wirkungen kann Cayennpfeffer bei Arthrose und rheumatischen Beschwerden hilfreich sein.
- Gewürznelken: Regen die Verdauung an und können bei Magen-Darmbeschwerden hilfreich sein. Nelkenöl kann bei Muskel-, Nacken-, Rücken und Rheumaschmerz lindernd wirken, so wie bei Abgeschlagen-

heit, Konzentrationsproblemen und chronischer Müdigkeit helfen

- Kümmel: Durch seinen hohen Gehalt an Eisen, Mineralien sowie vor allem B-Vitaminen hat Kümmel positive Wirkungen auf die geistige Leistungsfähigkeit. Durch seine ätherischen Öle wirkt er antibakteriell und entzündungshemmend. Er regt den Appetit an und fördert die Verdauung. Weit bekannt sind seine Wirkungen gegen Blähungen.
- Muskat: wirkt stimmungsaufhellend, fördert den Leberstoffwechsel und hilft bei der Ausleitung von Giftstoffen.
- Nelken: wirken positiv auf die Psyche, regen die Verdauung an und helfen gegen Schmerzen. Insbesondere bei Zahnschmerzen ist die Nelke ein altbewährtes Hausmittel.
- Piment: wirkt bei Nervosität, Stress, Überforderung und fördert die Verdauung.
- Schwarzkümmel: galt schon im alten Ägypten als Allheilmittel. Er fördert die Verdauung, lindert Schmerzen und kann somit bei Arthritis helfen.
- Zimt: wirkt beruhigend und verdauungsfördernd. Es sollte aber Zimt aus Ceylon verwendet werden.

Wie man sehen kann, haben Kräuter und Gewürze eine enorme Bedeutung für die Versorgung unseres Körpers mit Vitaminen, Mineralstoffen und sekundären Pflanzenstoffen. Auffällig sind vor allem zwei Wirkungen, die uns immer wieder begegnen. Das sind verdauungsfördernde sowie entzündungshemmende Eigenschaften. Da die meisten Stoffwechselerkrankungen auf Entzündungen beruhen, ist in Abbildung 10 eine Übersicht über entzündungshemmende Lebensmittel zu sehen. Veröffentlicht wurde diese Liste in der aus meiner Sicht sehr sehenswerten Sendung „Die Ernährungs-Docs“ im NDR.

Capsaicin	Chili- und Paprikaschoten	Wirkt schmerzlindernd und durchblutungsfördernd.
Galaktolipide	Hagebutte (ganze Frucht als Pulver - nicht im Hagebuttentee)	Galaktolipide sind fettlöslich und zerfallen bei Erhitzen über 40 °C.
Monoterpene Campher, Iridoide	in ätherischen Ölen bspw. von Kampferbaum, Teufelskrallenwurzel	Viele ätherische Öle wirken antibakteriell und antiviral.
Omega-3-Fettsäuren ALA DHA, EPA	Leinöl, Chia-Öl und Hanföl***), Walnussöl, Rapsöl; Leinsamen, Walnüsse; fetter Seefisch wie Lachs, Hering, Makrele, Sardelle; Mikro-Algen (Chlorella, Spirulina)	Omega-3-reiche Pflanzenöle niemals erhitzen und rasch verbrauchen!
Sulfide	Knoblauch und Zwiebeln	Wirken auch antibakteriell und gefäßschützend.
Mineralstoffe und Spurenelemente Magnesium, Zink, Eisen, Selen	dunkles Kakaopulver, Sojaprodukte, Hülsenfrüchte, Mandeln, Sesam, Vollkorngetreide, Kürbiskerne, Spinat, Beerenobst, Geflügel, Lachs, Leber, dunkelgrünes Blattgemüse	Paranüsse sind gute Selenlieferanten - trotzdem keinesfalls mehr als 2 davon pro Tag essen.

Capsaicin	Chili- und Paprikaschoten	Wirkt schmerzlindernd und durchblutungsfördernd.
Galaktolipide	Hagebutte (ganze Frucht als Pulver - nicht im Hagebuttentee)	Galaktolipide sind fettlöslich und zerfallen bei Erhitzen über 40 °C.
Monoterpene Campher, Iridoide	in ätherischen Ölen bspw. von Kampferbaum, Teufelskrallenwurzel	Viele ätherische Öle wirken antibakteriell und antiviral.
Omega-3-Fettsäuren ALA DHA, EPA	Leinöl, Chia-Öl und Hanföl***), Walnussöl, Rapsöl; Leinsamen, Walnüsse; fetter Seefisch wie Lachs, Hering, Makrele, Sardelle; Mikro-Algen (Chlorella, Spirulina)	Omega-3-reiche Pflanzenöle niemals erhitzen und rasch verbrauchen!
Sulfide	Knoblauch und Zwiebeln	Wirken auch antibakteriell und gefäßschützend.
Mineralstoffe und Spurenelemente Magnesium, Zink, Eisen, Selen	dunkles Kakaopulver, Sojaprodukte, Hülsenfrüchte, Mandeln, Sesam, Vollkorngetreide, Kürbiskerne, Spinat, Beerenobst, Geflügel, Lachs, Leber, dunkelgrünes Blattgemüse	Paranüsse sind gute Selenlieferanten - trotzdem keinesfalls mehr als 2 davon pro Tag essen.

Abb 10

Nachtschattengewächse

Über kaum ein Gemüse wird so konträr diskutiert wie über Nachtschattengewächse. Zur Gruppe der Nachtschattengewächse gehören u.a. Kartoffel, Paprika, Tomate und Aubergine. Einerseits haben sie ohne Frage viele gesundheitliche Wirkungen, andererseits gibt es aber auch warnende Stimmen, die Nachtschattengewächsen schädigende Wirkungen unterstellen. Das liegt zum einen am Solaningehalt, zum anderen am Lektingehalt. Solanin wird für die Schädigung der Darmwand verantwortlich gemacht. Solanin und seine Formen sollen für verstärkte Muskelkontraktionen, Krämpfe, Muskelverhärtungen und Steifigkeit verantwortlich sein. Lektin schützt zwar die Pflanzen vor Insekten und Pilzen, behindert aber die Aufnahme anderer Nährstoffe im Darm. Eindeutige wissenschaftliche Belege für diese Annahmen gibt es nicht. Auch an dieser Stelle ist sich die Wissenschaft nicht einig und lässt den Verbraucher ratlos zurück. Deshalb gilt die Beobachtung jedes Einzelnen. Habe ich nach dem Genuss von Nachtschattengewächsen ein Problem, so sollte der Verzehr reduziert und auf anderes Gemüse ausgewichen werden. Bei Tomaten können Schale und Kerne entfernt werden, denn hier sitzen die meisten problematischen Stoffe. Ansonsten gilt, Erhitzen zerstört den größten Teil der Lektine. Wer einen gesunden Darm und keine Probleme hat, kann auch Nachtschattengewächse mit ruhigem Gewissen essen. Menschen mit Arthritis, Akne, Osteoporose, Wetterfühligkeit und entzündlichen Erkrankungen sollten einmal versuchen, auf den Genuss von Nachtschattengewächsen zu verzichten und dann beobachten, wie sich ihre Krankheitssymptome entwickeln.

Gemüsepaprika: Es gibt rote, gelbe und grüne Paprika. Diese unterscheiden sich lediglich im unterschiedlichen Reifegrad. Die Inhaltsstoffe unterscheiden sich nur geringfügig. Es gilt: je reifer desto süßer. Paprika ist reich an Vitamin A und B sowie vor allem Vitamin C. Er gilt als Vitamin-C-reichstes Gemüse unserer Breitengrade. Das ist auch der Grund dafür, dass es bei einer Erkältung wesentlich sinnvoller ist, eine rote Paprikaschote zu sich zu nehmen, als die berühmte heiße Zitrone zu trinken, die auf der einen Seite sowieso deutlich weniger Vitamin C enthält, das durch das heiße Wasser dann auch noch weitestgehend zerstört wird. 100g Paprika enthalten ca. 400 mg Vitamin C und ist damit eine Vitamin-C-Bombe. Paprika enthält weiterhin Kalium, Magnesium, Zink und Kalzium. Seine gesundheitlichen Wirkungen bezieht er aus seinem Gehalt an Flavonoiden und Carotinoiden. Diese wirken durchblutungsfördernd, verdauungsfördernd, zellschützend und antioxydativ. Diese können bei Arthritis, Thrombose helfen und zur Stärkung des Bindegewebes beitragen.

Tomaten: Tomaten enthalten Kalium, Kupfer, Eisen, Vitamin C, Vitamin B9, E und K. Seine gesundheitlichen Wirkungen bezieht sie vor allem durch ihren Lycopin-Gehalt. Lycopin ist fettlöslich und wirkt als Antioxidans. Diese wirken dem Alterungsprozess durch Zellschutz entgegen und haben studienbasiert nachweislich Krebserkrankungen entgegen. Dies bezieht sich vor allem auf Brust- und Hautkrebs, sowie gutartige Prostatavergrößerung. Wie fast alle Gemüsesorten wird auch die Tomate basisch verstoffwechselt, was einer Übersäuerung entgegenwirkt.

Aubergine: Auberginen enthalten die Vitamine B 3, B 9, C, K, Eisen, Kalium, Kupfer und Mangan. Durch ihren

Gehalt an sekundären Pflanzenstoffen wie Alkaloiden, Carotinoiden, Phenolsäuren, Tanninen und Flavonoiden wirken sie antoxidativ und entzündungshemmend. Sie sind ballaststoffreich und haben einen geringen Zuckergehalt, weswegen sie für Diabetiker gut geeignet sind.

Beeren

Sommerzeit ist Beerenzeit! Die kleinen Powerfrüchte sollten Bestandteil eines jeden Gartens sein. Botanisch gesehen unterscheiden wir unter Schließ- und Sammelfrüchten. Zu den Schließfrüchten gehören Johannis-, Heidel- oder Weinbeeren. Außerdem auch Kiwis oder Bananen. Sammelfrüchte sind botanisch gesehen eigentlich gar keine Beeren, werden aber im allgemeinen Sprachgebrauch als Beeren bezeichnet. Dazu gehören Erdbeeren, Brombeeren oder Himbeeren. Bezeichnung hin oder her, auf die Inhaltsstoffe kommt es an und da haben die Beeren eine Menge aufzubieten. Insbesondere die sekundären Pflanzenstoffe, wie Anthocyane oder Flavonoide, die bekanntlich antioxidativ, antiviral und entzündungshemmend wirken, sind hier zu nennen. Aber auch der hohe Gehalt an Ballaststoffen hat eine gesundheitliche Wirkung auf unseren Darm. Dazu kommt ein hoher Gehalt an Vitaminen und Mineralien. An dieser Stelle ein kurzer Überblick über die aus meiner Sicht wichtigsten Beeren und ihre Wirkungen:

Himbeeren: enthalten B-Vitamine, Vitamin C, Eisen und viele Ballaststoffe sowie Kalium, Magnesium und Kalzium. Himbeeren wird eine krebsvorbeugende Wirkung nachgesagt.

Erdbeeren: enthalten mehr Vitamin C als eine Zitrone, sowie Kalzium, Zink, Kupfer, Folsäure und Ballaststoffe

Blaubeeren: enthalten viele sekundäre Pflanzenstoffe, Vitamin C, Eisen, Kalium, Kalzium, Zink und Folsäure. Sie enthalten viele Ballaststoffe und relativ wenig Zucker, was gerade für Diabetiker von Bedeutung ist. Ihnen wird ein positiver Einfluss auf den Alterungsprozess nachgesagt, außerdem wirken sie entzündungshemmend

Brombeeren: enthalten viel Vitamin C sowie Vitamin E, Kalium, Kalzium und Magnesium. Sie wirken sich positiv auf das Herz-Kreislauf System aus

Aroniabeere: meine persönliche Lieblingsbeere. Die Aroniabeere enthält viel Vitamin C, B, Betakarotin, Vitamin K und Folsäure. Dazu kommen Kalium, Kalzium, Magnesium, Zink, Jod und Eisen. Bedeutsam ist besonders der Gehalt an sekundären Pflanzenstoffen wie Anthocyane. Der Aroniabeere werden blutdrucksenkende Wirkungen nachgesagt. Außerdem helfen die enthaltenen Gerbstoffe bei Magen,- Darm,- Leber und Gallenbeschwerden. Auch krebsvorbeugende Wirkungen, insbesondere bei Darmkrebs, werden der Aroniabeere nachgesagt

Aber auch Stachel,- Rote und Schwarze Johannis- oder Jockelbeeren sollten regelmäßig auf unserem Speiseplan stehen.

Zusammengefasst lässt sich sagen, dass der regelmäßige Verzehr von Beeren, enorme positive Wirkungen auf unsere Gesundheit haben kann. Wir sollten allerdings darauf achten, biologisch angebaute Früchte zu verzehren.

Zusammenfassung

- Wasser ist das Getränk der Wahl
- Ernähre dich abwechslungsreich
- Iss mehr Gemüse und wenig Fleisch

- Iss Gemüse, vor allem als Rohkost
- Bevorzuge biologisch produzierte Nahrungsmittel
- Iss mäßig und nur, wenn du Hunger hast
- Vermeide Fertigprodukte und verarbeitete Nahrungsmittel
- Vermeide Transfettsäuren
- Beachte das Verhältnis von Omega 3 zu Omega 6 Fettsäuren
- Benutze regelmäßig gutes Öl (Leinöl, Olivenöl)
- Wertschätze das, was du ist
- Vermeide Zucker und hochkalorische Nahrungsmittel (Süßigkeiten)
- Iss nur mäßig viel, aber regelmäßig Obst (aus natürlichem Anbau)
- Glaube niemals, dass der Mensch Nahrungsmittel durch Zucht, Anbau oder Verarbeitung besser herstellen kann als die Natur

5. Der Darm

Der Tod sitzt im Darm
Hippokrates

Es ist doch erstaunlich, das der Urvater der modernen Medizin schon vor fast 2500 Jahren zu einer Erkenntnis gekommen ist, die in den letzten Jahrzehnten unserer modernen Zeit offenbar vergessen wurde. Denn über kaum ein Thema wurde in den vergangenen Jahrzehnten in Bezug auf unsere Gesundheit so wenig gesprochen wie über den Darm. Das ist umso verwunderlicher, spielt doch der Darm die vielleicht entscheidende Rolle für unsere Gesundheit. Allerdings ändert sich das in letzter Zeit. Ein Beispiel ist das Buch „Darm mit Charme“, in dem Giulia Enders ausführlich auf den Aufbau, die Funktionsweise, Auswirkungen auf die Gesundheit und Darmgesundheit eingeht. Er ist ein wirklich erstaunliches Organ, das mit ca. 7 m Länge, ausgebreitet die Größe eines Tennisplatzes einnimmt. Im Darm befinden sich ca. 100 Billionen Zellen und in ihm leben eine Vielzahl an unterschiedlichen Bakterien, Pilzen und Mikroorganismen, die in ihrer Zusammensetzung die Darmflora, auch Mikrobiom genannt, bilden. Wissenschaftler gehen davon aus, dass ein Mensch ca. 1,5 kg Bakterien im Darm hat, eine unvorstellbar große Menge. Das Mikrobiom ist von Mensch zu Mensch unterschiedlich und hängt von der Ernährung, Vererbung, Medikamentengebrauch und Krankheiten ab. Deshalb sollten wir Krankheiten, Medikamentengebrauch und vor allem die Ernährung in das Zentrum der Darmgesundheit stellen. Denn die Zusammensetzung des Mikrobioms ändert sich, je nachdem, was wir essen. Somit ist die Zusammensetzung des Mikrobioms ein Spiegelbild unserer Ernährung. Grob gesagt besteht unser Mikrobiom aus schlechten (Fäulnisbakterien), z.B. Kolibakterien, und guten Bakterien, z.B. Bifidobakterien oder Laktobazillen. Diese haben die Aufgabe, unsere Nahrung zu verdauen, die aus der Nahrung gelösten Nährstoffe Mineralien und Spurenelemente über die Darmschleimhaut dem Körper zur Verfügung zu stellen und Giftstoffe und Krankheitserreger auszuleiten. Er erkennt toxische Stoffe, eliminiert sie und schützt so vor Krankheitserregern. In der Darmwand bilden Bakterien einen Schutzwall gegen unerwünschte Eindringlinge in den Körper. Dabei ist die Darmbarriere unglaublich dünn. Sie besteht lediglich aus einer wenige Mikrometer dicken Schicht von Zellen, die die Aufgabe haben, den Darminhalt vom Blutkreislauf zu trennen. Ziel muss es sein, ein ausgewogenes Verhältnis zwischen guten und schlechten Bakterien im Darm zu haben. Wird das empfindliche Gleichgewicht des Mikrobioms gestört, können sich unerwünschte Mikroorganismen ausbreiten, es kommt dann zu Entzündungen der Darmschleimhaut. Letztlich ist das gesamte Mikrobiom mit seinen vielfältigen Wechselwirkungen bis heute noch nicht vollständig erforscht.

Der gesamte Verdauungsvorgang unserer Nahrung ist ein komplexes Geschehen und beginnt bereits im Mund. Wir sollten langsam essen und dabei die Nahrung gründlich zerkauen, denn beim Kauen wird nicht nur die Nahrung zerkleinert, was den späteren Verdauungsvorgang erleichtert, das Einspeicheln der Nahrung im Mund sorgt auch dafür, dass bereits erste Verdauungsenzyme der Nahrung zugesetzt werden.

Über die Speiseröhre gelangt die zerkleinerte Nahrung in den Magen. Dieser hat die Aufgabe, die Nahrung zwischenzuspeichern und in kleinen Mengen in den Darm abzugeben. Leicht verdauliche Nahrung wie Obst und Gemüse verweilt ca. 1 bis 2 Stunden im Magen. Schwer verdauliche Nahrung wie Fleisch und Fett ca. 5 bis 8 Stunden. In der Darmwand befinden sich Zellen, die Salzsäure und Pepsin bilden, die dann den PH-Wert der Nahrung senken und die Verdauung einleiten. Hierbei werden Proteine aufgespalten, Fett und Kohlehydrate jedoch nicht. Durch Muskelbewegungen des Magens wird der Speisebrei jetzt durchmischt und langsam an den Darm abgegeben.

Nun gelangt die Nahrung in den Dünndarm, der für den Verdauungsvorgang die größte Bedeutung hat. Dieser besteht aus Zwölffingerdarm, Leerdarm und Krummdarm. In den Zwölffingerdarm, einem nur ca. 30 cm langen Darmabschnitt münden die großen Verdauungsdrüsen von Leber, Galle und Bauchspeicheldrüse. Das zugeführte Bicarbonat erhöht den PH Wert des Speisebreies wieder auf für den Körper verträgliche Werte. Die Gallensäuren sind wichtig für die Verdauung von Nahrungsfetten. Enzyme setzen die im Mund begonnene Verdauung des Speisebreies fort. Dem Speisebrei werden im Dünndarm 80% seines Wassers entzogen. Durch seine Darmzotten hat der Zwölffingerdarm eine Oberfläche von 400 bis 500 Quadratmetern. Über die Darmzotten werden dem Speisebrei die Nährstoffe entzogen und an das Blut abgegeben. Er ist reich an hormonbildenden Zellen. Eine wichtige Rolle spielt der Zwölffingerdarm bei der Abwehr von Viren, Bakterien und schädlichen Fremdstoffen.

Im Leerdarm werden ebenfalls Wasser und Nährstoffe aus dem Nahrungsbrei entzogen. Einfachzucker, Amino- und Fettsäuren, Vitamine und Elektrolyte werden in das Blut abgegeben.

Im Krummdarm geht die Resorption der Nährstoffe weiter. Hier werden die restlichen Elektrolyte, Vitamine und Spurenelemente die den Zwölffingerdarm und den Leerdarm passiert haben, aufgenommen. Die restlichen Gallensäuren werden wieder über das Blut an die Leber zurückgeführt.

Nachdem der Speisebrei den Dünndarm passiert hat, gelangt er in den Dickdarm. Dieser ist ca. einen Meter lang und hat im Gegensatz zum Dünndarm keine Darmzotten. In ihm findet keine Verdauung mehr statt. Dem Speisebrei wird hier das letzte Wasser entzogen und Natrium, Kalium, Elektrolyte und Chlorid an das Blut abgegeben. Einzig kurzkettige Fettsäuren werden im Dickdarm aus dem Speisebrei entzogen, hierbei spielen Bakterien (das Mikrobiom) die entscheidende Rolle. Der nun entstehende Stuhl wird mit einer Schleimschicht überzogen, um ihn gleitfähig zu machen. Eine ballaststoffreiche Kost produziert mehr Stuhl, der im Mastdarm gesammelt und verwahrt wird, bis die Menge so groß ist, dass ein Stuhlgang provoziert wird.

Doch was sind nun die Probleme, die unsere Gesundheit so abhängig vom Zustand unseres Darmes machen?

Beginnen wir bei der Geburt. Bereits im Mutterleib ist der Darm eines der ersten Organe, die bei einem Embryo ausgebildet werden. Im Mutterleib ist der Darm des Babys noch weitgehend frei von Mikroorganismen. Während der natürlichen Geburt wird das Kind dann im Geburtskanal mit Bakterien der Mutter „geimpft“ und diese bilden damit die Grundlage der Erstbesiedelung des Darmes des Kindes. Hat schon die Mutter eine ungünstige Zusammensetzung des Mikrobioms im Darm, kann davon ausgegangen werden, dass sich dieses eher ungünstige Mikrobiom auch auf das Kind überträgt. Bei einem Kaiserschnitt bekommt das Kind jedoch überwiegend Bakterien der Hautoberfläche der Mutter mit auf den Lebensweg. Das führt dazu, dass Kinder, die auf natürlichem Weg geboren wurden, überwiegend gesundheitsfördernde Laktobazillen als Erstbesiedelung im Darm haben, während bei Kindern, die durch Kaiserschnitt geboren werden, überwiegend eher ungünstige Clostriedien und Staphylococcus-Bakterien als Erstbesiedelung im Darm vorkommen. Laktobazillen gelten als immunstärkend, während viele Forscher davon ausgehen, dass Kaiserschnittkinder eher zu allergischen Erkrankungen neigen.

Die Ernährung ist ein weiterer entscheidender Faktor, der das Mikrobiom im Darm beeinflusst. Dabei müssen wir begreifen, dass es neben „guten“ Darmbakterien immer auch „schlechte“ Darmbakterien gibt. Es kommt auf die ausgewogene Zusammensetzung des Mikrobioms an. Über diese Zusammensetzung entscheidet jeder Mensch im Laufe seines Lebens allein durch die Art der Nahrung, die er zu sich nimmt. So ist es nicht verwunderlich, dass viele Menschen Probleme mit ihrem Darm haben, da sie einfach unglaublich schlechtes Essen in teilweise unglaublich großen Mengen in sich hineinstopfen. Das geht meistens eine ganze Weile auch noch erstaunlich gut, da der Körper auch mit schlechter Nahrung eine bestimmte Zeit zurechtkommt, ohne größere Probleme zu verursachen. Es ist aber nur eine Frage der Zeit, bis sich die Probleme dann einstellen. Die

Menschen erkranken dann an sogenannten Stoffwechselerkrankungen (Schilddrüse, Diabetes, Mukoviszidose, Fettstoffwechselerkrankungen, Gicht, Übersäuerung, Bluthochdruck). Aber auch an Krebs, der in meinen Augen eine Stoffwechselerkrankung ist und nicht wie offiziell in der Schulmedizin angegeben ein Gendefekt, doch dazu später mehr. Um all diese unangenehmen Erkrankungen nicht zu bekommen, müssen wir also etwas für das Wohlbefinden unseres Mikrobioms tun – was ist das?

1. Wir sollten verarbeitete Nahrung wie Tiefkühlpizza, Fast Food und ähnliches weitgehend vermeiden. Diese Nahrungsmittel enthalten viele Zusatzstoffe wie Emulgatoren, Geschmacksverstärker oder Farbstoffe, die unsere guten Bakterien im Darm ganz sicher nicht brauchen. Außerdem werden sie oft hocherhitzt und sind damit biologisch tot, was unseren Bakterien auch nicht hilft. Wir brauchen frische, lebende Nahrung
2. Wir sollten industriell hergestellte Nahrungsfette unbedingt meiden. Dazu gehören besonders gehärtete Fette z.B. aus Margarinen. Die in ihnen enthaltenen Transfette behindern die Sauerstoffaufnahme in unseren Zellen und könnten damit eine Ursache für die Entstehung von Krebs sein (siehe hierzu die Erkenntnisse von Frau Dr. Budwig). Aber auch zu viele Omega-6-reiche Öle wie Kürbiskernöl oder Sonnenblumenöl sollte man nicht zu sich nehmen. Dafür mehr Omega-3-reiche Öle wie vor allem Leinöl oder Rapsöl.
3. Zu viel Zucker ist „Gift“ für den Darm. Dabei spielt es auch keine Rolle ob wir Einfachzucker oder Fruchtzucker zu uns nehmen, die Menge ist entscheidend. Zu-

cker ist Nahrung für die Pilze in unserem Darm. Bekommen sie zu viel davon, können sie sich ungehemmt vermehren und das gesunde Gleichgewicht im Darm kommt durcheinander, Entzündungsprozesse werden begünstigt. Wir merken das an Blähungen, Bauchgrummeln oder einem Reizdarm. Wir sollten auch nicht vergessen, dass Krebs immer Zucker als Nahrung zum Wachsen braucht, weshalb eine stark zuckerreduzierte Ernährung immer auch als Krebsvorbeugung betrachtet werden kann.

4. Auch Produkte aus der Massentierhaltung sollten wir, wo immer es geht, vermeiden, da sie teilweise Rückstände aus Pestiziden und vor allem Antibiotika enthalten können. Diese können ebenfalls das natürliche Gleichgewicht des Mikrobioms schädigen.
5. Das Gluten aus Getreideprodukten stellt ebenfalls einen Risikofaktor dar. Da viele Menschen mittlerweile eine Glutenunverträglichkeit aufweisen, sollten Getreideprodukte nicht in hohem Maße Bestandteil unserer Nahrung sein, da man sie mit der Entstehung von Autoimmunerkrankungen in Verbindung bringt. Und wenn Getreideprodukte, dann sollte es Vollkorn sein.
6. Der Verzehr von Milch ist nach wie vor stark umstritten. Unter dem Punkt Getränke bin ich bereits auf die pro-und-contra-Argumente bei Milch eingegangen. Wenn wir aber schon Milchprodukte zu uns nehmen, dann sollte sie fermentiert sein. Hier geht es vor allem um Naturjoghurt, Kefir oder Buttermilch. Über solche Produkte freuen sich unsere „guten“ Darmbakterien.
7. Alle Arten von chemischen Zusatzstoffen in unserer Nahrung sollten wir vermeiden. Diese Stoffe hat die

Natur für unsere Nahrung nicht vorgesehen und deshalb brauchen wir sie natürlich auch nicht.
Antibiotika sind in der heutigen Zeit vermutlich eines der größten Probleme für einen gesunden Darm. Hier haben wir einen großen Widerspruch zwischen den lebensrettenden Wirkungen von Antibiotika und gleichzeitig der schädigenden Wirkung auf unseren Darm, was unmittelbare negative Auswirkungen auf unser Immunsystem hat. Das hat mit zwei Problemen zu tun. Jeder Einsatz von Antibiotika tötet Bakterien ab, was beispielsweise bei bakteriellen Infektionen lebensrettende Wirkungen haben kann. Gleichzeitig werden aber auch die „guten" Bakterien im Darm abgetötet, was zu einer Schwächung des Immunsystems führt. Das ist auch die Funktionsweise, weshalb Menschen nach Operationen oder anderen Erkrankungen mit starkem Antibiotikaeinsatz oftmals große Probleme mit dem Heilprozess haben, weil das Immunsystem anschließend so geschwächt ist, dass die Selbstheilung des Körpers behindert wird.

8. Weiterhin führt der flächendeckende, teilweise unnötige Einsatz von Antibiotika zu Resistenzen, die zu zunehmender Unwirksamkeit später eingesetzter Antibiotika führt. Dies ist ein weltweit zunehmendes Phänomen, das Wissenschaftler immer mehr besorgt, da es immer mehr Menschen gibt, bei denen Antibiotika nicht mehr wirken. Insbesondere der Einsatz von Breitbandantibiotika und vor allem Reserveantibiotika richtet großen Schaden am Mikrobiom an und führt langfristig zu hochgefährlichen Antibiotikaresistenzen. Selbst Ärzte warnen in zunehmendem Maße davor,

dass immer mehr Menschen nicht mehr auf den Einsatz von Antibiotika ansprechen, eine Folge des viel zu häufigen Antibiotikaeinsatzes. An dieser Stelle seien insbesondere die Eltern angesprochen, die beim kleinsten Schnupfen ihrer lieben Sprösslinge sofort die große Antibiotikakeule vom Arzt für ihre Kleinen erwarten. Sie wissen nicht, was sie ihren Kindern antun. Deshalb an dieser Stelle ein Rezept für ein natürliches Antibiotikum.

15 g Meerrettich fein gerieben
70 g Zwiebeln fein würfeln
25 g Knoblauch zerdrücken
25 g Ingwer gerieben
Kurkuma gerieben(oder Pulver)
17 g Chili würfeln
1 Biozitrone fein würfeln
1 EL Bio Honig
etwas schwarzer Pfeffer
Alles vermischen in ein Glas geben und mit ca. 700 ml Apfelessig auffüllen. 2 Wochen im Kühlschrank stehen lassen und ab und zu schütteln. Durch ein Tuch abseihen und Flüssigkeit im Kühlschrank lagern. Vorbeugend täglich ein Esslöffel in ein Glas Wasser geben und trinken. Ganz sicher ist dieses natürliche Antibiotikum kein Ersatz für ärztlich verordnete Antibiotika bei schweren Krankheiten. Es ist aber insbesondere zur Vorbeugung von Krankheiten ein Mittel, das jeder leicht herstellen kann und das in konzentrierter Form die wertvollen Inhaltsstoffe enthält, die unserer Körper zur Gesunderhaltung benötigt. Ganz nebenbei kann

dieses natürliche Antibiotikum auch einen reinigenden Effekt auf unsere Blutgefäße haben und somit Herz-Kreislauf Erkrankungen entgegenwirken.

9. Die gute Nachricht ist, zerstörte „gute" Darmbakterien kann der Mensch auch wieder aufbauen. Wir müssen ihnen nur ihre „Lieblingsnahrung" zur Verfügung stellen. Das sind Probiotika und Präbiotika. Präbiotika sind unverdauliche Nahrungsbestandteile, die das Wachstum und die Aktivität der „guten" Darmbakterien gezielt anregen und somit die Gesundheit verbessern. Präbiotika sind besonders für Diabetes-Patienten wichtig, können aber auch Osteoporose und einer Verkalkung der Herzkranzgefäße entgegenwirken. Zu den Präbiotika zählen unter anderem: Getreide (Vollkorn), Spargel, Chicoree, Topinambur, Zwiebel, Knoblauch, Schwarzwurzel, Spargel, Artischocken, Bananen, Bohnen, Erbsen. Probiotika sind Mikroorganismen, die natürlich im Darm vorkommen, jedoch durch Krankheit und/oder Antibiotikaeinsatz beziehungsweise ungesunde Ernährung in ungenügender Menge vorhanden sind. Um den Darm wieder in ein gesundes Gleichgewicht zu bringen, ist es erforderlich, Nahrung zu sich zu nehmen, die reich an Probiotika ist. Nahrungsmittel, die besonders reich an Probiotika sind: Naturjogurt, nicht erhitzt, Kefir, Miso-Paste, Sauerkraut, saure Gurken, Kimchi, fermentiertes Gemüse, Apfelessig und Käse.
10. Wer sich jahrelang mit zu wenig Ballaststoffen ernährt hat und sich nun ballaststoffreich ernähren möchte, sollte die Umstellung auf ballaststoffreiche Ernährung behutsam angehen. Unser Darm muss sich erst an eine

ballaststoffreiche Kost gewöhnen, ansonsten kann er schon einmal mit Verdauungsbeschwerden oder Blähungen reagieren.

11. Nach dem Aufstehen ist es ratsam ein Glas lauwarmes Wasser zu trinken. Das verringert das Hungergefühl und verhindert ein allzu üppiges Frühstück und hat gleichzeitig verdauungsfördernde Effekte. In asiatischen Ländern wird dieses Ritual schon seit langem praktiziert.
12. Wir sollten uns nie den Magen vollschlagen, sondern es wie die Japaner machen und uns nie ganz satt essen. In Tierstudien konnte der lebensverlängernde Effekt reduzierter niedrigkalorischer Nahrung eindeutig nachgewiesen werden.
13. Regelmäßiger Stuhlgang ist wichtig. Häufiges Unterdrücken des Stuhlgangs führt zu Verstopfung.
14. Hoher, besonders fettreicher Fleischkonsum verlangsamt die Verdauung und raubt uns Energie, da der Darm besonders viel Energie benötigt um fleischliche Kost zu verdauen. Pflanzliche Kost dagegen ist reich an kurzkettigen Fettsäuren. Diese stimulieren antientzündliche Zellen in der Darmschleimhaut. Wissenschaftler sehen hier auch einen Zusammenhang mit der Zunahme immunologischer Krankheiten.

Eine in letzter Zeit mehr in den Focus geratene Krankheit ist der „Leaky Gut“. Hierbei handelt es sich um einen undichten Darm. Die Darmbarriere, die aus einer äußerst dünnen einzelligen Schicht besteht, wird durchlässig. Dann können unverdaute Nahrungsbestandteile, Proteine, Schwermetalle oder andere Giftstoffe in den Körper oder

Blutkreislauf gelangen. Hier werden sie vom Immunsystem erkannt und bekämpft. Das wiederum verursacht verschiedenste Erkrankungen wie, Entzündungen, Allergien, Fibromyalgie, Autoimmunerkrankungen, Hauterkrankungen oder Haarausfall. Anzeichen eines undichten Darms können ständige Erschöpfung, Müdigkeit, häufiger Durchfall oder Entzündungen sein. Bei solchen Anzeichen sollte mit dem Arzt abgeklärt werden, ob ein Leaky Gut vorliegt. Für die Entstehung eines undichten Darmes gibt es verschiedene Ursachen. Man geht davon aus, dass chronische Entzündungen im Darm, schlechte Ernährung, häufiger Antibiotikaeinsatz, Aroma- Nahrungszusatz- und Konservierungsstoffe, Cortison, Glutenintoleranz oder andere chronische Erkrankungen Auslöser für einen undichten Darm sind.

Was können wir nun selbst dafür tun, einen undichten Darm zu vermeiden. Wir sollten gesundes Essen zu uns nehmen. Das heißt überwiegend frische biologisch angebaute pflanzliche Kost, mit einem möglichst hohen Rohkostanteil. Wir sollte verarbeitete Industrienahrung meiden, dafür aber Kartoffeln oder auch Nudeln möglichst abgekühlt, Haferflocken, grüne Bananen, Erbsen oder Bohnen essen, da diese Lebensmittel resistente Stärke beinhalten, die das Faecalbakterium unterstützt, das wiederum für eine gesunde Darmbarriere wichtig ist. Cortison und Antibiotika sind Stoffe, die bei akuten Erkrankungen unter Umständen eingesetzt werden müssen. Uns muss aber bewusst sein, dass insbesondere Antibiotika immer zu Schäden in einem gesunden Mikrobiom führen und deshalb nur im Notfall eingesetzt werden sollten.

Was können wir tun, um unseren Darm in einem gesunden Gleichgewicht zu halten beziehungsweise ein aus dem Gleichgewicht geratenes Mikrobiom wieder in einen Zustand zu versetzen, der einem gesunden Körper dient?

Der einfachste Weg besteht darin, Nahrung zu uns zu nehmen, die der Darm zu seiner Gesunderhaltung braucht. Diese sollte natürlich (biologisch) produziert sein und die Nährstoffe enthalten, die der Körper braucht, um die komplexen chemischen Reaktionen, die dafür sorgen, dass wir am Leben bleiben, durchführen zu können. Und hier, und das mag nicht jedem gefallen, führt kein Weg an einer überwiegend pflanzlichen Kost vorbei. Dazu ein paar Zeilen aus Dr. Ruediger Dahlkes Buch „Schutz vor Infektionen“: „Seit Professor Colin Campell (vormals Cornell University) die wegweisende China-Study veröffentlichte, häufen sich die empirischen Belege für die staunenswerten Vorteile veganer Ernährung. Inzwischen tragen auch unsere Epidemiologen ihren Teil bei. Als gesündeste Bevölkerungsgruppe weltweit gelten die Adventisten in Südkalifornien um die Stadt Loma Linda herum. Dort werden-nach Prof. Claus Leitzmann (vormals Universität Gießen) die Frauen mit durchschnittlich 91 und die Männer mit 89 Jahren über zehn Jahre älter als der Durchschnitt der Gesamtbevölkerung in den USA. Adventisten leben auf Grund der Vorgaben ihres Religionsstifters schon immer pflanzlich vollwertig“ (46). Das sollte jedem eingefleischten Gemüseverweigerer doch zu denken geben. Allerdings – und ich achte die Arbeit von Rüdiger Dahlke sehr – steht er für das sogenannte „Peacefood“, eine vegane, vollwertige Ernährungsform. Da ich eher zu den realistisch denkenden Menschen gehöre, glaube ich jedoch nicht, dass sich eine solche Ernährungsform breitgefächert in der Bevölkerung durchsetzen lässt. Ich denke aber schon, dass insbesondere Menschen mit Darmproblemen und einem geschwächten Immunsystem von solch einer Ernährungsform profitieren können. Deshalb sollte man folgende Dinge beachten, um seinen Darm gesund zu erhalten:

- Ausreichend Trinken (Wasser, Tees), nach dem Aufstehen ein Glas warmes Wasser trinken
- Ballaststoffreiche Ernährung (Präbiotika), Vollkornprodukte, Kohl
- Regelmäßig probiotische Nahrung (fermentierte Lebensmittel, Kefir, Buttermilch, Naturjoghurt)
- Regelmäßige Bewegung
- Grüne Smoothies aus Wildkräutern (Brennessel, Löwenzahn, Klee, Giersch)
- Täglich Gemüse, möglichst oft als Rohkost (abwechslungsreich sollte es sein)
- Zucker, Fertigprodukte und glutenhaltige Nahrungsmittel meiden
- Wenig Fleisch und wenn, dann möglichst Wildfleisch, kein Fleisch aus Massentierhaltung
- Regelmäßig Bitterstoffe zu sich nehmen (Löwenzahnblätter, Chicoree, Mangold, Artischocke, Rosenkohl, Broccoli, Ruccola
- Stress vermeiden, er überträgt sich auf die Darmtätigkeit

Eine weitere Möglichkeit, den Darm gesund zu erhalten, ist das Fasten. Fasten ist eine der ältesten Methoden der Gesunderhaltung, die der Mensch kennt. Schon Hippokrates wird folgender Satz zugesprochen: „Sei mäßig in allem, atme reine Luft, treibe täglich Hautpflege und Körperübung (…) und vertreibe ein kleines Weh eher durch Fasten als durch Arznei.“ Interessant ist in diesem Zusammenhang eine auf Arte gesendete Reportage mit dem Titel „Fasten und Heilen – Altes Wissen und neueste Forschung“. Hier wird eine im Westen weitgehend unbekannte Studie russischer Forscher vorgestellt, die wissenschaftlich fundiert über 40 Jahre an tausenden von Patienten durchgeführt wurde. Hier konnte eindeutig gezeigt werden, welche Erfolge bei der Bekämpfung von Diabetes, Asthma, Rheumatismus, Bluthochdruck und Allergien erreicht werden konnten. Es konnte gezeigt werden, dass das Heilfasten eine universelle Methode zur Bekämpfung vieler Krankheiten sein kann, und das zu verhältnismäßig geringen Kosten. Dabei basiert diese Kur auf einem Zeitraum von zwölf Tagen, in denen lediglich Wasser getrunken wurde und die Patienten sich regelmäßig bewegten. Bei fast zwei Dritteln der Patienten waren anschließend sämtliche Symptome verschwunden. Selbst bei Patienten mit Bronchialasthma, das laut Schulmedizin eigentlich unheilbar ist, konnte bei 10 bis 15 Prozent der Patienten eine Heilung erreicht werden. Der genaue Wirkmechanismus einer Fastenkur ist bis heute nicht bekannt. Fest steht bisher nur, dass die Zuckerreserven des Körpers nach einem Tag Fasten aufgebraucht sind. Da der Körper jedoch Zucker vor allem für die Aufrechterhaltung der Hirnfunktion braucht, bildet er diesen aus Proteinen aus der Muskulatur. Daneben greift er auf Fettreserven zurück, um einen Glukoseersatz zu bilden, es entstehen Ketonkörper. Diesen Prozess kann der Körper über längere Zeit aufrechterhalten, jedoch nicht ewig. Deshalb ist eine längere Fastenkur unbedingt unter ärztlicher Kontrolle durchzuführen. Erstaunlicherweise gibt es auch in Deutschland Kliniken, die sich der Heilung durch Fasten verschrieben haben. So beispielsweise die Buchinger Klinik in Ueberlingen am Bodensee, aber auch einige Uni–Kliniken, wie zum Beispiel an der Charité, betreiben Abteilungen, die sich dem Heilfasten verschrieben haben und das mit guten Ergebnissen. Leider werden diese immer wieder mit der Begründung der fehlenden wissenschaftlichen Belege angezweifelt. Interessant ist in diesem Zusammenhang die Aussage von Professor Michalsen, einem der führenden Experten auf dem Gebiet des Fastens in Deutschland und an der Charité tätig: „Wenn ich Studien gemacht hätte mit einem neuen Medikament und ich hätte diese Ergebnisse (wie beim Fasten), mit Sicherheit hätte ich jeden Tag einen Telefonanruf bekommen mit Anträgen, Fördermitteln, Geld für neue Wissenschaft. Beim Fasten ist es so, man sieht es und sagt, es ist interessant, aber es wird nicht weiter gefördert." Und Michalsen weiter: „Wir brauchen zwei bis drei große Studien, Rheuma, Diabetes, Bluthochdruck, um zu überzeugen".

Tja, wo soll das Geld für diese Studien herkommen? Ich prognostiziere mal, dass es vermutlich nicht von der Pharmaindustrie kommen wird. Es wird vermutlich von niemandem kommen, da es schlicht kein wirtschaftliches Interesse an einer Therapieform gibt, bei der die Hauptkosten aus dem Verbrauch von einigen Litern Wasser pro Tag entstehen.

Auch Valter Longo muss an dieser Stelle genannt werden, der in den USA mit einer Studie an Mäusen für Aufruhr sorgte. Hierbei bildete er zwei Gruppen. Der einen Gruppe injizierte er Giftstoffe und ernährte sie normal, der zweiten Gruppe wurden die gleichen Giftstoffe injiziert und gleichzeitig mussten diese Mäuse fasten. Während die erste Gruppe vor sich hinkümmerte und darauf starb, ging es der Fastengruppe gut und diese Mäuse lebten deutlich länger. Diese Erkenntnisse decken sich auch mit den Untersuchungen der Langlebigkeit von Japanern, deren Essgewohnheiten nur eine Nahrungsaufnahme bis zu einem Sättigungsgrad von 80% zulässt. Auch das ist ja eine Form des Fastens.

Wir sollten daraus lernen, dass das Fasten ein Bestandteil unseres Lebensstiles werden sollte. Dabei ist es auch völlig egal, welche Form des Fastens wir betreiben, wir sollten es einfach einmal ausprobieren. Die einfachste und am leichtesten durchführbare Form ist hier sicherlich das Intervallfasten. Hier geht es schlicht darum, für einen Zeitraum von 14 bis 16 Stunden keine feste Nahrung zu sich zu nehmen. Das ist sehr leicht machbar, indem man um 17 Uhr zu Abend isst und das Frühstück am nächsten Morgen zwischen 8 und 9 Uhr zu sich nimmt. Während dieser Zeit hat unser Körper Zeit, sich zu regenerieren oder, vereinfacht ausgedrückt, mal „aufzuräumen". Diesen Prozess, der während der Fastenzeit einsetzt, nennt man Autophagie. Es ist ein Recycling von gealterten, beschädigten oder funktionslosen Zellen, die mit Hilfe von Enzymen zerkleinert, wobei anschließend die recycelten Einzelbestandteile wieder der Zelle zur Verfügung gestellt werden. Dr. Petra Bracht, eine Ärztin, die das Intervallfasten schon seit vielen Jahren ihren Patienten empfiehlt, berichtet darüber, dass sich bestimmte Krankheitssymptome wie Herz- Kreislauferkrankungen, Stoffwechselbeschwerden, Autoimmunerkrankungen oder die Fettleber schon nach einigen Wochen deutlich verbessern. (47)

Eine weitere Möglichkeit ist das 5:2-Fasten. Hier geht es darum, sich im Laufe der Woche normal zu ernähren und die Fastenperiode auf das Wochenende zu verlegen. Dies ist sicherlich vor allem für Menschen, die im Arbeitsleben stehen, eine gute Möglichkeit, die Vorteile des Kurzzeitfastens für sich zu nutzen.

Zusammenhängend kann gesagt werden, dass Fasten eine hervorragende Möglichkeit ist, unsere Darmgesundheit und damit unser Immunsystem zu verbessern und somit herausragende gesundheitliche Effekte für den Körper zu erzielen.

Eine weitere Methode, die Darmgesundheit zu verbessern, ist die Darmsanierung nach Dr. Karl Probst. Diese beruht auf der Anwendung von anorganischem Schwefel, der Pilze, schädliche Bakterien und Toxine aus dem Darm entfernt. Dabei ist die Darmsanierung mit anorganischem Schwefel nur ein Teilbereich des Gesundheitskonzeptes nach Dr. Probst, das auf Entgiftung- und Revitalisierungsmaßnahmen unter Berücksichtigung seelischer Aspekte beruht. Kurz gesagt geht es bei der Schwefelkur um die Wiederherstellung eines gesunden Säure-Basenhaushalts und um die Erhöhung des Redoxpotenzials, was bedeutet, Elektronen in den Körper zu bringen, um dadurch Oxidationsprozesse zu verringern. Da ich diese Methode selbst an mir angewendet habe und absolut von den positiven Wirkungen überzeugt bin, möchte ich an dieser Stelle auf die Internetseite von Dr. Probst verweisen, auf der detaillierte Informationen zu erhalten sind. Wer das alles nachlesen und vertiefen möchte, sollte sich das Buch „Der natürliche Weg zu Heilung und Gesundheit“ zulegen. Hier wird auch die genaue Anwendung und Wirkungsweise erklärt. Ich persönlich halte die Darmsanierung besonders für Menschen, die schon lange gesundheitliche Probleme, ein schwaches Immunsystem oder einen Leaky Gut haben, für eine absolut sinnvolle Methode, die Darmgesundheit und damit die Gesundheit des Körpers zu verbessern. Dabei würde ich immer mit der Darmsanierung in Verbindung mit einer Ernährungsumstellung beginnen. Fastenkuren dienen dann der langfristigen Erhaltung der Darmgesundheit.

Es gibt aber noch einen weiteren Einflussfaktor auf unsere Darmgesundheit, den die meisten Menschen völlig ausblenden. Es ist die Verbindung unseres Darmes mit unserem Gehirn. Wer kennt es nicht, das sogenannte Bauchgefühl, die Magen-Darmprobleme in Stresssituationen oder die Darmprobleme, ohne dass der Arzt einen medizinischen Grund dafür finden kann. Die Gründe für all diese Erscheinungen liegen oftmals in der engen Verbindung des Darms mit unserem Gehirn. Dazu muss man wissen, dass ca. 100 Millionen Nervenzellen unseren Magen-Darmtrakt durchziehen. Diese bilden das sogenannte enterale Nervensystem, auch das Bauchhirn genannt. Das enterale Nervensystem steuert Verdauungsvorgänge (Durchblutung, Darmbewegung) und die Funktion des Immunsystems, das ja zu 80% im Darm gebildet wird. Über den Vagus-Nerv läuft die Kommunikation zwischen Darm und Gehirn, wobei 90% der Informationen vom Darm zum Gehirn fließen, jedoch nur 10% vom Hirn zum Darm. Der Austausch von Informationen funktioniert dabei über die sogenannten Neurotransmitter. Das sind Botenstoffe wie zum Beispiel

Serotonin, Dopamin oder GABA. Die Darmflora ist wichtiger Bestandteil des Bauchhirns. In der Darmflora werden hormonähnliche Substanzen, die der Kommunikation zwischen dem zentralen Nervensystem und dem enterischem Nervensystem dienen, gebildet. Genau diese Substanzen sind es, die Schmerzen, Stress oder Emotionen steuern. Interessant ist in diesem Zusammenhang, dass Serotonin, auch als Glückshormon bekannt, überwiegend im Darm gebildet wird. Damit wird deutlich, dass ein optimal zusammengesetztes Mikrobiom im Darm Einfluss darauf hat, ob wir uns in einem seelisch ausgeglichenen Zustand befinden. Und damit schließt sich der Kreis, denn maßgebend für die Bildung dieser Botenstoffe sind Bifidobakterien, die somit an unserem seelischen Gleichgewicht beteiligt sind. Lactobazillen wiederum können dazu beitragen, den Spiegel des Stresshormons Cortisol im Darm zu senken. Die Zusammensetzung der Darmflora kann also schützende oder krankmachende Effekte haben, das zeigen auch neueste wissenschaftliche Untersuchungen. So konnte bei an Multiple Sklerose Erkrankten häufig eine geringere Bakterienvielfalt als bei gesunden Menschen nachgewiesen werden. Dieser Mangel an Bakterien produziert einen Mangel an Propionsäure. Diese wiederum beeinflusst bestimmte Immunzellen im Gehirn, die wiederum an der Entstehung der Multiplen Sklerose beteiligt sind.

Zusammenfassung

- Ernähre dich gesund, Nahrung versorgt uns mit den Grundbausteinen unseres Lebens
- Eine ballaststoffreiche Ernährung hält unseren Darm gesund

- Nimm regelmäßig probiotische Nahrungsmittel zu dir
- Eine Darmsanierung kann den geschädigten Darm wieder regenerieren und damit dein Immunsystem stärken
- Fasten in der einen oder anderen Form sollte Bestandteil unseres Lebensstiles werden
- Vermeide Fleisch aus Massentierhaltung
- Zucker ist „Gift“ für unseren Darm
- Antibiotika schädigen die Darmflora, sie sollten nur im Notfall eingesetzt werden
- Verbanne Angst, Stress und schlechte Gedanken aus deinem Leben, sie schädigen die Darmgesundheit

6. Supplemente

Über kaum ein Thema wurde in den letzten Jahren in Presse, Funk und Fernsehen so leidenschaftlich gestritten wie über den Einsatz von Supplementen (Nahrungsergänzungsmitteln). Doch warum ist das so? Im Grunde sind Nahrungsergänzungsmittel natürlich vorkommende zusätzlich zur Nahrung zugeführte Stoffe, die dazu beitragen können, bestimmte Mangelerscheinungen zu beheben und damit Stoffwechselprozesse im Körper zu verbessern. Zurückzuführen ist die Lehre über Nahrungsergänzungsstoffe auf Linus Pauling, den man als Gründer der Orthomolekularmedizin bezeichnen könnte. Es ist eine Medizin, die sich mit der Anwendung der richtigen Moleküle oder Nährstoffe befasst. Dabei geht es darum, die Konzentration der Substanzen, die normalerweise im Körper vorhanden sind, so zu verändern, dass dadurch Krankheiten behandelt werden können und Gesundheit erhalten wird. Nun ist aber die Orthomolekularmedizin kein Bestandteil, der in der Schulmedizin gelehrt wird. Das erklärt den Widerstand vieler Schulmediziner gegen diesen Medizinzweig, der auch von den Krankenkassen kaum gefördert wird. Das Hauptargument, das von vielen Kritikern immer wieder vorgebracht wird, sind fehlende Belege der Wirksamkeit durch wissenschaftliche Studien. Und in der Tat ist dieses Argument nicht ganz von der Hand zu weisen, allerdings auch nicht ganz richtig. So gibt es über die Wirkung der Vitamine und andere Mikronährstoffe schon eine ganze Reihe von Studien, die in Pub Med veröffentlicht worden sind. Allerdings sind diese Studien nur kostenpflichtig einsehbar und in englischer Sprache veröffentlicht. Welcher

Verbraucher macht sich schon die Arbeit, hier nach irgendwelchen Wirksamkeitsnachweisen für bestimmte Mittel zu suchen. Und in Presseveröffentlichungen wird sehr oft eine kritische Haltung gegenüber von der Schulmedizin abweichenden Heilverfahren eingenommen. Allerdings gibt es immer auch einzelne „Lichtblicke". Dazu hier ein Beispiel aus dem „Spiegel". Nachdem die Autorin den ganzen Artikel dazu verwendete, die Unsinnigkeit alternativer Heilverfahren zu begründen, konnte sie zumindest in einem Absatz an der Realität nicht mehr vorbeischreiben: „Übrigens kommen bei kritischen Überprüfungen nicht nur alternative Verfahren schlecht weg. Immer wieder hält auch Schulmedizinisches nicht, was Ärzte und Pharmazeuten versprechen. So zeigte sich etwa, dass das anfangs gefeierte Grippemittel Tamiflu den Infekt nicht besonders gut bekämpft. Hormone in den Wechseljahren fördern Herz-Kreislauferkrankungen, statt sie zu verhindern. Und Antibiotika kurieren vereiterte Nasennebenhöhlen nicht effektiver, als wenn man einfach abwartet, bis sich die Beschwerden von selbst bessern." (48)

Ja, an dieser Stelle muss man der Verfasserin wohl uneingeschränkt zustimmen. Vielleicht hätte sie an dieser Stelle auch einmal auf die enormen Nebenwirkungen hinweisen sollen, die von vielen Medikamenten ausgehen, während Nahrungsergänzungsmittel, da Naturstoffe weitgehend nebenwirkungsfrei sind, solange sie nicht hemmungslos überdosiert eingenommen werden. Ein Punkt, über den in Diskussionen über das Für und Wider eher selten gesprochen wird. Wir sollten die Diskussion über die Wirkung von Nahrungsergänzungsmitteln daher eher versachlichen und uns mit den Erfahrungen derjenigen beschäftigen, die mit der Orthomolekularmedizin schon länger arbeiten. Einer der führenden Mikronährstoffexperten Europas ist der Apotheker Uwe Gröber. Er ist Leiter der Akademie für Mikronährstoffmedizin und seit Jahren in der Aus- und Weiterbildung von Apothekern und Ernährungswissenschaftlern aktiv. Außerdem ist er Autor zahlreicher Fachbücher und internationaler Fachartikel. Uwe Gröber schreibt in seinem Buch „Die wichtigsten Nahrungsergänzungsmittel“ zum Thema Mikronährstoffe Folgendes: „Eine unzureichende Versorgung mit Vitaminen und anderen Mikronährstoffen kann komplexe metabolische Störungen auslösen, auf deren Boden sich über Jahre handfeste Zivilisationskrankheiten entwickeln. Mikronährstoffmängel durchlaufen verschiedene Stadien, bevor sie klinisch eindeutig in Erscheinung treten. Bereits im Stadium der suboptimalen Bedarfsdeckung (Stadium2 und Stadium 3) werden Enzymleistungen sowie immunologische Funktionen gehemmt (...). Dadurch wird einerseits der Immunstatus geschwächt, was zu einem vermehrten Auftreten von Infektionskrankheiten führt. Andererseits steigt die Anfälligkeit für chronisch degenerative Krankheiten (zum Beispiel Demenz), da die körperliche und geistige Entwicklung sowie die allgemeine Leistungsfähigkeit deutlich vermindert werden.“ (49) Über diese Aussage sollten wir alle einmal in Ruhe und sachlich nachdenken, führt sie uns doch vor Augen, welche Bedeutung der Mangel an Mikronährstoffen für unsere Gesundheit haben kann. Doch woher kommt dieser Mangel? Erzählen uns Ärzte und Ernährungsexperten nicht ständig, dass es in unseren Breitengraden keinen Mangel an Mikronährstoffen gibt. Ich denke, es gibt ihn, und zwar weiter verbreitet, als sich die meisten Menschen vorstellen können, und das hat folgende Ursachen:

- Schlechte, einseitige Ernährung
- Geringere Mikronährstoffgehalte von Obst und Gemüse durch Ernte vor der Vollreife, ausgelaugte und überdüngte Böden und durch Züchtung reduzierte Mikronährstoffgehalte sowie Nährstoffabbau durch lange Transportwege
- Industrielle Verarbeitung natürlicher Nahrungsmittel
- Verminderte Nährstoffaufnahme durch Krankheiten im Darm
- Verminderte Nährstoffaufnahme im Körper älterer Menschen

Aus diesen Gründen können Mikronährstoffmängel in weiten Kreisen unserer Bevölkerung auftreten, ein Phänomen, das bei natürlich lebenden Völkern, die gesund alt werden, wie die Sarden oder die Hunza, weitgehend unbekannt ist, weil sie einfach selbst angebaute natürliche Nahrung zu sich nehmen. Dort gibt es keine „Burgerbuden“, Fertigpizzen oder Schokoriegel. Die nachfolgend aufgeführten Supplemente halte ich persönlich für die effektivsten und sinnvollsten. Es sind jedoch keine Anwendungsempfehlungen sondern Informationen, über deren Anwendung jeder Leser allein entscheiden muss.

Vitamin D

Es ist das Supplement, das ich persönlich als das vielleicht wichtigste von allen betrachte. Vitamin D, auch das Sonnenvitamin genannt, ist im Grunde kein Vitamin sondern wird durch Umwandlung in unserem Körper zu Calcitriol, einem Hormon. Und dieses Hormon beeinflusst mindestens 2000 Gene in unserem Körper. Die meisten unserer Zellen besitzen Vitamin-D-Rezeptoren. Über diese Rezeptoren wird das Vitamin D in die Zelle eingeschleust und setzt dort Signalkaskaden in Gang. Diese wirken dann bis in den Zellkern hinein und regulieren zahlreiche Gene sowie Stoffwechselprozesse. Da die Bedeutung von Vitamin D in weiten Teilen der Bevölkerung immer noch völlig unbekannt ist, möchte ich diese anhand von zwei Zitaten von Dr. Raimund von Helden und Uwe Gröber hervorheben.

„Bereits zwanzig Jahre hatte ich als Arzt gearbeitet, als ich 2005 erstmalig den Vitamin-D-Gehalt im Blut einer Patientin bestimmen ließ: Der Wert lag unterhalb der der Messbarkeitsschwelle von 7 ng/ml. Mich quälte ein schlechtes Gewissen, weil ich bis dahin dieser Patientin die richtige Behandlung schuldig geblieben bin, obwohl Vitamin D zu geringen Preisen verfügbar war.

Es verging danach kaum ein Tag, an dem ich nicht weitere Patienten mit einem starken Defizit entdeckte. Vitamin-D-Mangel erwies sich als ein Massenphänomen. Es ist der häufigste pathologische Laborwert in Deutschland, ebenso wie in anderen Industrieländern. Es ist erschütternd, dass diese Tatsache in der praktizierenden Medizin bislang unberücksichtigt blieb, obwohl die wissenschaftlichen Erkenntnisse klar und eindeutig sind.“ (37)

„Die Häufigkeit des Vitamin-D-Mangels in den europäischen Bevölkerungen und die für alle Betroffenen damit verbundenen potenziellen Gesundheitsgefahren werden durch die Ergebnisse der soeben in der Fachzeitschrift American Journal of Clinical Nutrition publizierten ODIN-

Studie (AJCN, 2016; Internetseite: www.odin-vitd.eu) zusätzlich belegt. In dieser Studie wurden die 25 (OH) D-Spiegel von 55844 Europäern ausgewertet. Die Ergebnisse sind alarmierend und stellen die Handlungskompetenz und das Verantwortungsbewusstsein der nationalen und europäischen Gesundheitspolitik gegenüber ihren Bevölkerungen infrage." (49)

Drastische Worte, denen man nichts hinzufügen muss. Doch warum ist der Vitamin-D-Mangel so bedeutsam für unsere Gesundheit? Die Antwort ist einfach, wenn man sich die im Nachfolgenden aufgeführten Krankheiten ansieht die mit einem signifikanten Vitamin-D-Mangel in Verbindung stehen. Nachfolgend aufgeführte Krankheiten sind Praxisbeispiele, die Dr. von Helden beschrieben hat:

Ganzkörperschmerz, Drehschwindel, Wadenkrämpfe, Muskelzuckungen, Rückenschmerzen, chronische Müdigkeit, Erschöpfung, Energielosigkeit, Appetitlosigkeit, Migräne, Zittern, Depressionen, Schlaflosigkeit, Halluzinationen/Stimmen hören, Durchblutungsstörungen vom Raynaud Typ, Erbrechen am Morgen, Wachstumsschmerzen, Sonnenallergie, Allergie, Asthma und Infektanfälligkeit, brüchige Fingernägel, Herzmuskelschwäche, Darmentzündung, Tinnitus, Sodbrennen, Multiple Sklerose.

Es ist schon erstaunlich, wie unterschiedlich Vitamin D wirkt, sollten wir uns doch vor Augen halten, dass es sich hier wirklich um reale Fälle gehandelt hat. Ist Vitamin D nun ein Wundermittel? Sicher nicht, auch Vitamin D kann nicht jedes gesundheitliche Problem lösen, es kann aber sehr viele Probleme lösen und das Beste daran ist, dass hier jeder selbst etwas tun kann.

Auch Uwe Gröber geht in seinem Buch auf die Anwendungsgebiete von Vitamin D ein. Diese sind:

Schwangerschaft/Stillzeit, Anti-Aging/Langes Leben, Allergien und Asthma, Erkältung und grippale Infekte, Bluthochdruck, Herzinfarkt und Schlaganfall, Diabetes, Knochenwachstumsstörungen, Entzündliche Darmerkrankungen, Krebs, Multiple Sklerose.

Auch hier wird deutlich, wie breit gefächert die Auswirkungen eines Vitamin-D-Mangels sein können. Besonders eindrücklich sind Studien, die klar einen Zusammenhang zwischen der Häufigkeit von bestimmten Krebserkrankungen und dem Vitamin-D-Spiegel zeigen. Je niedriger der Vitamin-D–Spiegel, desto höher das Krebsrisiko. Doch warum leiden so viele Menschen an einem ausgeprägten Vitamin-D-Mangel? Es ist das Schicksal unserer geografischen Lage. Wir Nordeuropäer haben das Problem, dass in unseren Breitengraden die Sonne, die das Vitamin-D über die Haut produziert, nur zwischen Mai und September mit einer Intensität scheint, die in der Lage ist, Vitamin D zu produzieren. Und selbst in diesen Monaten müssten wir uns zwischen 11 Uhr und 15 Uhr in der Sonne aufhalten – wer macht das noch? Dazu kommt, dass unsere Arbeit immer mehr in geschlossenen Räumen stattfindet, wir im Freien meistens bekleidet umherlaufen. Dazu hat uns die Werbung beigebracht, nur nicht ohne Sonnenschutzcreme in die Sonne zu gehen, diese wiederum verhindert die Vitamin-D-Aufnahme. Besonders fatal finde ich die Tatsache, dass vor allem junge Eltern ihre lieben Kleinen, wenn überhaupt, dann nur mit einer ordentlichen Portion Sonnencreme bestrichen, in die Sonne lassen. Wie sollen unsere Kinder einen vernünftigen Vitamin D Status aufbauen?

Die Folgen sehen wir doch täglich – immer mehr Allergien, Empfindlichkeiten, Infektanfälligkeiten und später dann stoffwechselbedingte Krankheiten. Dass der Zusammenhang zwischen einer guten Vitamin-D-Versorgung und einer guten Gesundheit und Langlebigkeit durchaus besteht kann man relativ gut an meinen schon mehrmals beschriebenen Völkern, den Hunza, den Sarden, den Abchasen oder den Menschen auf Okinawa sehen. Was haben diese alle gemeinsam? Sie leben in den südlichen Breitengraden, dort, wo die Sonne öfter und intensiver scheint. Sie alle leben traditionell, das heißt, sie arbeiten noch sehr oft in der Landwirtschaft, sind kurz gesagt viel öfter im Freien als wir. Das führt zu einem deutlich höheren Vitamin-D-Spiegel als im Norden, wo die Sonne nun einmal weniger scheint. Da es nicht möglich ist, den Vitamin-D-Spiegel über die Nahrung zu erhöhen, dafür sind die Vitamin D Gehalte viel zu gering, gibt es nur zwei Möglichkeiten. Entweder wir nutzen die Sommermonate, um so oft wie möglich und so unbekleidet, wie man sich traut, in die Sonne zu gehen, oder wir nehmen Vitamin D3 als Nahrungsergänzungsmittel zu uns. Je älter wir sind, umso wichtiger wird die zusätzliche Einnahme von Vitamin D3, da die Haut im Alter immer dünner wird und damit immer weniger Vitamin D über die Haut gebildet werden kann. Deshalb kann man relativ sicher davon ausgehen, dass so gut wie alle älteren Mitbürger unter einem deutlichen Vitamin-D-Mangel leiden. Um es noch einmal zu verdeutlichen, in der ODIN-Studie kam heraus, dass 84% der getesteten Personen einen Vitamin-D-Spiegel von unter 30 ng/ml (75nmol/l) aufwiesen und 40% unter 20 ng/ml (50 nmol/l). Der optimale gesundheitsfördernde Wert liegt je nach Quellenangabe zwischen 40 und 70 ng/ml (100 und 175 nmol/l). In Äquatorregionen, dort, wo die Sonne viel intensiver scheint, erreichen die Menschen 70-90 ng/ml, ein Top-Wert, der uns zeigt, dass die leider immer noch auftretende Ansicht mancher Ärzte, dass solche Werte toxisch seien, völliger Unsinn ist. Hierzu gibt es mittlerweile auch viele Studien und in Deutschland engagierte Ärzte wie Dr. von Helden oder Professor Spitz, die schon seit Jahren versuchen, das immer wieder unterdrückte Wissen über die gesundheitliche Bedeutung von Vitamin D unter das Volk zu bringen.

Wie kann ich meinen Vitamin-D-Wert verbessern? Dazu ist es immer ratsam zum Hausarzt zu gehen und seinen Vitamin-D-Status feststellen zu lassen. Das geht relativ problemlos mit einer Blutuntersuchung. Dann würde ich den Vitamin–D-Spiegel nach dem Vitamin-D-Rechner von Dr. von Helden einstellen. Dieser ist im Internet abrufbar oder ist in seinem Buch „Gesund in sieben Tagen" nachzulesen. Als Faustformel gibt Dr. von Helden an, dass bei 70 kg Körpergewicht, 10000 IE (Einheiten) nötig sind, um den Vitamin D Spiegel um 1 ng/ml anzuheben. Das würde bedeuten, dass ein Mensch mit 70 kg Körpergewicht und einem Ausgangswert von 20 ng/ml (50 nmol/l) 400000 IE Vitamin D3 zu sich nehmen müsste, um auf einen Wert von 60 ng/ml(150 nmol/l) zu kommen. Die Erhaltungsdosis würde dann etwa 4000 IE täglich betragen. Je nach Gewicht verändern sich diese Werte dann nach oben (schwerer) oder nach unten (leichter). Für Kinder wird ein Wert von 1000 IE/Tag je 10 kg Körpergewicht angegeben. Es ist jedoch immer auch ratsam, die VitaminD-Supplementierung mit seinem Hausarzt abzusprechen.

Allerdings ist das nicht immer ganz einfach, da sich viele Ärzte leider nicht besonders gut mit dem Thema Vitamin D auszukennen scheinen oder sich damit nicht beschäftigen wollen und oftmals zu viel zu geringen Mengen an Vitamin-D-Supplementierung raten, was relativ nutzlos ist.

Es muss auch gesagt werden, dass die Aufnahme von Vitamin D3 bei bestimmten Krankheiten beeinträchtigt ist. Dazu zählen entzündliche Krankheiten der Darmschleimhaut oder das ausgebrochene Epstein-Barr-Virus. Auch ein Mangel an Gluthation im Körper kann zu einer schlechteren Vitamin D Aufnahme führen. Gluthationmangel kann durch dauerhaften Stress verursacht werden. Sinnvoll für eine bessere Verwertung im Körper ist auch immer eine tägliche Vitamin-D-Supplementierung. Eine besonders von Ärzten immer wieder verschriebene einmalige wöchentliche Einnahme von zum Beispiel einer Tablette Dekristol 20000 ist in der Regel nicht nur unterdosiert, sondern führt auch zu einer schlechteren Verwertung im Körper. Wichtig in diesem Zusammenhang ist immer auch die Tatsache, dass Vitamin D zu den fettlöslichen Vitaminen gehört, das heißt, dass der Körper es ohne Fett schlecht verstoffwechseln kann. In flüssigen Präparaten ist in der Regel bereits ein Öl hinzugefügt, deshalb würde ich Vitamin D3 immer in Tropfenform bevorzugen. Absolut wichtig ist bei der Supplementierung von Vitamin D3 ist zu beachten, dass dieses immer in Verbindung mit der Einnahme von Vitamin K2 und möglichst auch mit der Zufuhr von Magnesium zu erfolgen hat, um Arteriosklerose zu vermeiden. Abschließend kann ich jedem nur raten, sich mit dem Thema Vitamin D3 zu beschäftigen, es kann enormen Nutzen für die Verbesserung und Erhaltung unserer Gesundheit haben.

Vitamin K2

Wer sich mit Vitamin D3 beschäftigt, kommt nicht um das Vitamin K2 herum. Die Untrennbarkeit dieser beiden Vitamine hat mit der Funktion von Kalzium in unserem Körper zu tun. Kalzium ist einerseits enorm wichtig für den Erhalt stabiler Knochen und Zähne, andererseits aber auch unerwünscht, in Form von Ablagerungen in Blutgefäßen oder als Steine in Nieren oder Blase. Diese unerwünschten Eigenschaften von Kalzium können dann zu Herzinfarkten oder Koliken führen und sind Ausdruck eines gestörten Kalziumhaushaltes des Körpers. Hierzu sagt Dr. Jürgen Wolf folgendes: „Kalzium- und Vitamin-D-Präparate gehören weltweit zur Basistherapie eines Osteoporose-Patienten. Vor wenigen Jahren ist in großen retrospektiven Analysen über mehrere Studien gezeigt und publiziert worden, dass Kalzium- und Vitamin-D-Präparate zwar das Knochenbruchrisiko reduzieren können, gleichzeitig aber eine Arteriosklerose (Arterienverkalkung) begünstigen. Arteriosklerose wiederum ist ein Risikofaktor für Herzinfarkt, Thrombose und Schlaganfall. Der unerwünschte Effekt war sogar doppelt so groß wie die gewünschte Wirkung des Knochenschutzes. Heute weiß man, dass Vitamin K2 das fehlende Puzzle in dieser Kette ist. Entscheidend ist ein intakter Kalzium-Stoffwechsel, um das Mineral an den richtigen Platz im Körper zu transportieren.“ (50)

In der sogenannten Rotterdam-Herz-Studie, die über einen Zeitraum von zehn Jahren lief, konnte gezeigt werden, dass Menschen, die sich mit einem hohen Anteil an Vitamin-K-reichen Nahrungsmitteln ernährten, eindeutig weniger Kalziumablagerungen in den Arterien aufwiesen als andere. Die Studie belegte damit, dass das Risiko an Arteriosklerose zu erkranken oder an Herz-Kreislauferkrankungen zu sterben, um 50% sank.

Trotz dieser eindeutigen Fakten und der Tatsache, das Vitamin K2 in Japan offizieller Bestandteil der Osteoporosetherapie ist, ist es umso verwunderlicher, das bis heute Vitamin K2 in der schulmedizinischen Osteoporosetherapie in Deutschland keine Rolle spielt.

Vitamin K kommt in zwei Formen vor. Vitamin K1 kommt vor allem in Blättern von Grünpflanzen vor. Wir nehmen es mit der Nahrung auf (wenn wir genug pflanzliche Nahrung zu uns nehmen). Vitamin K2 kommt vor allem in tierischen und fermentierten Produkten (Eier, Butter, Sauerkraut, Natto) vor. Es wird durch Bakterien im Dünndarm gebildet. Eine gestörte Darmflora oder Antibiotikagaben können jedoch zu einer gestörten Vitamin-K2-Bildung im Darm führen.

Für die enormen Auswirkungen auf unsere Gesundheit ist allerdings vor allem das Vitamin K2 für uns wichtig. Doch warum ist das so? Es sind vor allem zwei Wirkungsweisen, die enorm wichtig sind:

1. Durch schlechte Ernährung oder hohen Blutdruck kommt es zu mikroskopisch feinen Rissen an den Innenwänden unserer Arterien. Der Körper repariert diese Risse normalerweise durch Bildung von Kollagen. Ist die Versorgung des Körpers mit diesen Vitaminen jedoch ungenügend, kann er nicht genügend Kollagen bilden, und greift stattdessen auf Cholesterin zurück,

das diese Risse abdichtet. Bei diesem Prozess kommt es dann auch zu einer Ansammlung von Kalzium an diesen Stellen, es entstehen die sogenannten Plaques. Wenn diese sich lösen, kommt es dann zu Gefäßverstopfungen, die Folge ist z.B. der Herzinfarkt. Vitamin K2 kann dazu beitragen, diesen Prozess zu verhindern

2. Das durch das Vitamin D3 im Blut freigesetzte Kalzium muss, um in den Gefäßen keine Schäden anzurichten, dahin, wo es hingehört – in die Knochen und Zähne. Diesen Prozess übernimmt nun das Vitamin K2, indem es Osteocalzin und das Matrix-Gla-Protein aktiviert, die für die Kalziumverwertung im Blut verantwortlich sind. Vereinfacht kann man sagen, dass das Vitamin K2 das Taxi ist, das das Kalzium aus dem Blut in die Knochen und Zähne transportiert und diese fest und widerstandsfähig macht.

Allerdings hat Vitamin K2 noch weitere wichtige gesundheitliche Wirkungen auf unseren Körper. So trägt es zu einer geordneten Blutgerinnung bei, kann bestimmten Krebserkrankungen vorbeugen (Leberkrebs), kann zur Apoptose von Leukämiezellen beitragen und beugt einer Kalkschulter vor.

Da es unterschiedliche Arten von Vitamin K2 gibt, ist es wichtig zu erwähnen, dass bei einer Supplementierung in erster Linie Vitamin K2 MK 7 all trans verwendet werden sollte, da dies die optimale Wirkung im Körper entfaltet. Die tägliche Dosierung wird mit 200 Mikrogramm pro Tag angegeben.

OPC (Oligomere Proanthocyanidine)

OPC ist nichts anderes als Traubenkernextrakt. Es ist ein reiner Naturstoff, der nicht toxisch, nicht mutagen und nicht krebserregend wirkt. Gewonnen wird er in der Regel aus den Kernen und der Schale roter Trauben. OPC ist ein seit Jahrzehnten bekannter Stoff, über dessen gesundheitliche Wirkungen es mittlerweile tausende von Studien gibt. Trotz allem liest man immer wieder von der wissenschaftlich angeblich nicht belegten Wirkung von OPC. Dies ist schlichtweg falsch. Deshalb an dieser Stelle eine kleine Auswahl wissenschaftlicher Studien, die die Wirkungen von OPC belegen.

Doppelblindstudie mit 52 Teilnehmern	52 mittelstarke Hyperlipidämiker erhielten für acht Wochen ein Placebo, gefolgt von einer achtwöchigen Auswaschperiode und weiteren acht Wochen mit 200 mg Traubenkernextrakt pro Tag. Am Ende zeigte sich, dass die Lipidkonzentration (LDL Level) positiv beeinflusst wurde, was somit das Risiko für Arteriosklerose und kardiovaskuläre Krankheiten verringert	(51)
Doppelblindstudie an 80 Frauen nach der Menopause	Die Forscher stellten fest, dass sich bei allen Teilnehmern der Studie der Hautzustand und die Festigkeit der Haut verbessert haben	(52)
Studie an 32 übergewichtigen Teilnehmern	Diese Studie zeigte, das Traubenkernextrakt, welcher reich an Catechin, Resveratrol ist, zu einer signifikanten Verringerung des oxidativen	(53)

	Stresses geführt hat	
Doppelblindstudie an 16 Männern und 16 Frauen	Nach einer vierwöchigen Einnahme von 600 mg Traubenkernextrakt pro Tag wurde eine signifikante Verbesserung der Entzündungsparameter, der glykämischen Parameter sowie eines Markers für oxidativen Stress festgestellt. Daraus lässt sich schließen, dass Traubenkernextrakt ein hohes Potenzial für die Prävention von Herz- Kreislauferkrankungen hat.	(54)

Abb.11

An dieser Stelle könnte ich noch hunderte Studien aufführen, die die verschiedenen Wirkungen von OPC belegen.

Und doch ist dieses hochwirksame Mittel in breiten Kreisen der Bevölkerung weitgehend unbekannt. Und das obwohl es auch zahlreiche Bücher gibt, die sich ausführlich mit den Wirkungen von OPC beschäftigen. Beispielhaft seien hier „OPC, das Fundament", „Das OPC Wunderbuch", „Gesund länger leben durch OPC", genannt. Doch was macht OPC für unsere Gesundheit so wertvoll? Es sind mehrere Wirkungsmechanismen die OPC so wirkungsvoll machen.

1. OPC besitzt blutverdünnende Eigenschaften, das heißt, es verbessert die Fließfähigkeit des Blutes. Das ist so wichtig, muss doch das Blut, die Nährstoffe und den Sauerstoff zu unseren Zellen transportieren. Viele

Menschen haben jedoch durch schlechte Ernährung oder Übergewicht relativ „dickes Blut“. Das führt zu einem schlechteren Blutfluss, besonders in den Kapillaren, den sehr dünnen Blutgefäßen. Das führt dann wiederum zu einer schlechteren Versorgung der Zellen mit Sauerstoff und Nährstoffen, was wiederum langfristig stoffwechselbedingte Erkrankungen zur Folge hat.

2. OPC ist eines der stärksten Antioxidantien, die es auf der Erde gibt. Antioxidantien sind Stoffe, die in der Lage sind, freie Radikale im Körper zu puffern. Freie Radikale sind reaktionsfreudige Moleküle, denen ein Elektron auf der Außenschale fehlt. Auf der Suche nach dem fehlenden Elektron attackieren sie unsere Zellen und es kommt zur Oxidation. Die geschädigten Moleküle gehen nun ihrerseits auf die Suche nach Elektronen, es entsteht eine Kettenreaktion, die unsere Haut vorzeitig altern oder Krankheiten entstehen lässt. Durch die Verhinderung von Oxidationsprozessen wirken Antioxidantien als Radikalfänger und schützen unsere Zellen vor oxidativen Stress der sie schädigt und zur vorzeitigen Alterung und Entstehung von Krankheiten beiträgt. Je stärker ein Körper mit Giftstoffen, Zigarettenrauch, Medikamenten oder exzessiven Sport belastet wird, je mehr Stress ein Mensch ausgesetzt ist, desto mehr freie Radikale entstehen im Körper und desto größer ist der Bedarf an Antioxidantien. Da viele Menschen durch Fehlernährung zu wenig Antioxidantien aufnehmen, kann OPC hier eine wichtige Lücke füllen. Insbesondere Raucher sollten intensiv darüber nachdenken, dass ihr Laster nun ein-

mal viele Giftstoffe in den Körper transportiert, die genau die oben genannten Kaskaden auslösen, OPC kann hier sicher einen gewissen Schutz bieten, wenngleich es sicher immer sinnvoller ist, seine Laster zu beseitigen, anstatt einen zusätzlichen Schutzstoff zu sich nehmen zu müssen.

Doch OPC kann noch mehr. So werden dem OPC folgende Wirkungen zugeschrieben: Wunden heilen schneller durch bessere Durchblutung, Allergien, Haut, Kollagenbildung, positive Wirkung auf Herz-Kreislaufsystem, Thrombosen, geschwollene Beine, Hämorrhoiden, Venenprobleme, Regelung Blutfett, Diabetes, Asthma, Bronchitis, Parkinson, Demenz, Krebs

Wie man sehen kann, werden dem OPC erstaunlich vielfältige Wirkungen zugeschrieben, was nicht heißt, dass OPC nun alle diese Krankheiten immer vollständig heilen kann. Es kann aber durch seine unbestritten vorhandenen Wirkungen zu einem positiven Heilungsverlauf verschiedenster Krankheiten beitragen. Als sichere Dosierung gelten 150-500 mg/täglich. OPC sollte nicht in Verbindung mit Milchprodukten eingenommen werden, da das die Aufnahme beeinträchtigen kann. Stattdessen sollte man OPC mit Vitamin C kombinieren, da sie sich gegenseitig in ihrer Wirkung verstärken. Da OPC eine blutverdünnende Wirkung besitzt, sollten Menschen, die blutdrucksenkende Medikamente nehmen, die Einnahme mit ihrem Arzt absprechen.

Coenzym Q10 (Ubiquinol/ Ubiquinon)

Coenzym Q10 ist eine vitaminähnliche, fettlösliche Substanz, die in allen menschlichen Zellen vorkommt und eine bedeutende Rolle bei der Energieproduktion der Zellen spielt. Es ist in der Zelle für den Sauerstofftransport und den Zellschutz zuständig. Außerdem kann es verbrauchtes Vitamin B erneuern. Besonders Organe wie die Bauchspeicheldrüse, die Leber, die Herz- und Skelettmuskulatur sowie das Zentralnervensystem haben einen hohen Q-10-Bedarf. Hier wirkt sich ein Mangel negativ auf die psychische und physische Leistungsfähigkeit aus, was sich wiederum in gestörten Stoffwechselprozessen, einem geschwächten Immunsystem sowie Problemen im Herz-Kreislaufsystem äußert. Da wir nun einmal alle altern, müssen wir damit leben, dass die Konzentration von Coenzym Q10 im Laufe des Lebens, etwa ab dem 30. Lebensjahr, kontinuierlich abnimmt. Damit verbunden ist auch die geringere Konzentration von ATP, dem „Kraftstoff", der unser Energielevel bestimmt. Doch wie sinnvoll ist eine Supplementierung mit Coenzym Q10 wirklich, lesen wir in einschlägigen Veröffentlichungen nicht immer wieder, dass Supplementierungen mit Nahrungsergänzungsmitteln überflüssig, ja sogar gesundheitsschädlich seien, da offenbar gar kein Mangel besteht? Hierzu mal ein Beispiel, das das Dilemma offenbart. So schreibt die Verbraucherzentrale Folgendes: „Es gibt keine wissenschaftlichen Belege für gesundheitliche Vorteile von Q-10-haltigen Nahrungsmitteln bei gesunden Menschen. Ob und ab welchen Dosierungen Coenzym Q10 aus Nahrungsergänzungsmitteln bei Menschen nützlich ist, ist unklar. Alle von Herstellern eingereichten und von der Europäischen Behörde für Lebensmittelsicherheit (EFSA) geprüften Werbeaussagen sind als wissenschaftlich nicht belegt bewertet worden. (...) Sie tragen den Status non authorised , sind also nicht zulässig und als Werbeaussagen verboten." Etwas weiter unten im gleichen Artikel lesen wir dann Folgendes: „Zwar werden bei Personen mit Herzerkrankungen in der ärztlichen Therapie positive Effekte durch hochdosiertes Q10 erzielt, das lässt aber keinerlei Rückschlüsse auf eine Verwendung von Q10 zur Nahrungsergänzung zu. Ein Mangel an Q10 ist sehr selten, in der Allgemeinbevölkerung sind keine Mangelsymthome bekannt."

So, so, es gibt keinen Mangel, aber etwas weiter unten im gleichen Text müssen wir Folgendes lesen: „Bekannt ist jedoch, dass mit zunehmendem Alter die Q10-Konzentration in verschiedenen Geweben deutlich abnimmt. Davon ist vor allem das Herz betroffen. 80-jährige haben im Vergleich zu 20-jährigen nur noch etwa 60 Prozent des Q10 Gehaltes im Herzen." (55)

Also, was denn nun, erst haben wir keinen Mangel und Q10 ist überflüssig und dann haben wir doch einen Mangel? Der geneigte Leser solcher Artikel wird ratlos zurückgelassen und verunsichert.

Etwas aufschlussreicher wirkt da schon ein Artikel aus dem Ärzteblatt, in dem wir Folgendes lesen können: „Dies war erstmals in der Q-SYMBIO-Studie der Fall, die insgesamt 420 Patienten (also mehr als alle 13 Studie zuvor) mit einer Herzinsuffizienz vom Stadium NYHA 3 oder 4 einschloss. Die Patienten wurden an 17 Zentren in Dänemark und 8 weiteren Ländern (keine deutsche Beteiligung) mit Q10 oder Placebo behandelt. Primärer Endpunkt war die Zeit bis zum Auftreten einer schweren kardiovaskulären Komplikation (nicht geplante Hospitalisierung, Herz-

Kreislauf Tod, Herztransplantation oder mechanisches Kreislaufunterstützungssystem). Wie Martensen jetzt mitteilt, trat der primäre Endpunkt in den ersten beiden Behandlungsjahren unter Q10-Behandlung bei 29 Patienten (14 Prozent) nur halb so häufig auf wie unter Placebo mit 55 Patienten (25 Prozent). Auch die Gesamtsterblichkeit konnte mit 9 Prozent (18 Patienten) nahezu halbiert werden gegenüber 17 Prozent (38 Patienten) im Placebo-Arm. Auch bei der kardiovaskulären Sterblichkeit und der Zahl der Hospitalisierungen wegen Herzversagens war der Vorteil signifikant. Laut Martensen ist Q10 seit mehr als 10 Jahren und seit den ACE-Hemmern und den Betablockern das erste Medikament, das eine mortalitätssenkende Wirkung bei der Herzinsuffizienz nachweisen konnte. Q10 blieb in den Studien ohne nennenswerte Nebenwirkungen.“ (56)

Hier können wir wieder das typische Vorgehen erkennen, das dazu führt die Verbraucher zu verunsichern und Informationen zu verschleiern. Welcher Verbraucher liest sich schon ständig durch unterschiedlichste Studien, die in der Regel auch noch in englischer Sprache erscheinen.

Für Coenzym Q10 gibt es folgende Anwendungsgebiete:

- Anti- Aging: Verbesserung zellulärer Stoffwechsel, antientzündlich, verbesserte Gedächtnisleistung, bessere Herzmuskelkraft
- Bluthochdruck: bessere Gefäßfunktion, unterstützt gesunde Blutdruckwerte
- Cholesterin: Statine (Cholesterinsenker) hemmen die körpereigene Q10 Synthese

- Herzschwäche/ Herzinfarkt: bessere Sauerstoffversorgung des Herzmuskels und bessere Leistungsfähigkeit des Herzmuskels
- Krebs: besseres Ansprechen der Krebstherapie und positive Beeinflussung des Krankheitsverlaufes
- Migräne: kann Häufigkeit und Schwere von Migräneattacken positiv beeinflussen
- Multiple Sklerose: stabilisiert die Blut- Hirnschranke und mindert das Eindringen von entzündungsfördernden Immunzellen in das Gehirn
- Zahnfleischerkrankungen: Zahnfleischbluten, Zahnfleischentzündung und Zahnbeweglichkeit werden signifikant verbessert
- Weitere Anwendungsgebiete von Coenzym Q10 sind: Alzheimer, Diabetes, Stress, Tinnitus, chronisches Müdigkeitssyndrom
- Der therapeutische Blutspiegel von Coenzym Q10 sollte zwischen 2,5 und 4 Mikrogramm/ ml betragen. Die von Uwe Gröber beschriebene tägliche Dosierung liegt je nach Anwendung zwischen 100- 500 mg Coenzym Q10. (49)

Selen

Selen ist ein Mineralstoff, der in unserem Körper als Spurenelement vorkommt. Durch Selen wird der Körper vor den Schädigungen durch freie Radikale geschützt. Es ist dabei ein wichtiger Bestandteil von antientzündlich und antioxidativ wirkenden Enzymen. Dabei kommt Selen in allen Körperzellen- und Flüssigkeiten vor. Besonders hoch ist die Selenkonzentration in der Schilddrüse, den Nieren, der Leber, der Milz, in der Prostata und dem Herzen. Bei einem Selenmangel erhöht sich die Infektanfälligkeit, es kann zu Haarausfall und weißen Flecken auf Fingernägeln, trockener Haut, Muskelschwäche sowie Unfruchtbarkeit bei Männern kommen. Selen kommt vorwiegend in Fleisch, Fisch, Eiern, Milchprodukten, Spargel, Linsen und Nüssen vor. Allerdings schwankt der Selengehalt der Nahrungsmittel sehr stark, ist die Selenaufnahme doch vom Selengehalt des Bodens abhängig. Deutschland gilt im allgemeinen als Selenmangelgebiet, das heißt, es gibt nicht genug Selen im Boden oder die Selenaufnahme der Pflanzen wird durch schwefelhaltige Düngemittel verringert. Im Allgemeinen gilt als täglicher Bedarf eine Selenaufnahme von 80 bis 100 Mikrogramm als ausreichend. Besonders ältere Menschen, Menschen die sich überwiegend von pflanzlichem Eiweiß ernähren, Alkoholiker, Menschen mit chronisch entzündlichen Darmerkrankungen sowie Menschen mit schweren Nierenerkrankungen haben ein besonders hohes Risiko eines Selenmangels. Hier kann eine tägliche Ergänzung mit 40 bis 50 Mikrogramm Selen sinnvoll sein. Allerdings sollte Selen auf keinen Fall überdosiert genommen werden, da es dann giftige Wirkungen im Körper entfalten kann. Die Europäische Behörde für Lebensmittelsicherheit (EFSA) empfiehlt deshalb 300 Mikrogramm Selen pro Tag als maximale Einnahme.

Selen hat folgende Wirkungen in unserem Körper:

- Schutz vor freien Radikalen
- Bildung von Schilddrüsenhormonen
- Verbesserung der Muskelarbeit
- Abdichtung der Gefäße
- Verhinderung von Ablagerungen in Gefäßen (Arteriosklerose)

- Abbau krebserregender Stoffe (Entgiftung)
- Reifung von Spermien
- Bildung von Eiweißstoffen, Antikörpern, Immunzellen
- Förderung Wachstum von Haaren und Nägeln

Der Einsatz von Selen erfolgt zur Optimierung von Heilungsverläufen bei Krebserkrankungen, Diabetes, Herz- und Gefäßerkrankungen, Immunschwäche, Rheuma, Arthrose, Nierenerkrankungen und Schwermetallbelastungen.

Zink

Zink ist ein Spurenelement, das nur in geringen Mengen in unserem Körper vorkommt, aber trotz alledem enorme Bedeutung für die Stoffwechselprozesse besitzt. Ohne Zink geht praktisch gar nichts. Zink ist elementarer Bestandteil vieler Enzyme, viele biochemische Prozesse können ohne Zink nicht ablaufen. Menschen haben ca. 2 bis 4 Gramm Zink im Körper, es ist jedoch nicht langfristig speicherbar, das heißt, wir müssen ihn regelmäßig mit der Nahrung aufnehmen. Interessant in diesem Zusammenhang ist die Tatsache, dass es für Tierfutter Richtwerte von 150 mg Zink/ Kilogramm Futter gibt. Das zeigt uns, dass in der Tiermedizin anscheinend bekannt ist, dass Zinkmangel zu Gesundheitsproblemen bei Tieren führen kann. Warum sollte das beim Menschen anders sein?

Zink kommt vor allem in Fleisch (Leber), Fisch, Meeresfrüchte, Haferflocken, Käse, Linsen, Sojabohnen, Nüssen, grünen Erbsen, Sonnenblumenkernen, Eier und Hirse vor. Allerdings haben wir die höchsten Zinkgehalte in tierischen Nahrungsmitteln. Der Körper kann auch Zink aus tierischen Quellen besser verwerten als aus pflanzlichen.

Eine Überdosierung mit Zink aus der Nahrung ist praktisch nicht möglich.

Ein Zinkmangel kann sich in folgenden Symptomen äußern: Appetitlosigkeit, Haarausfall, schlechte Wundheilung, Fruchtbarkeitsstörungen, Schwäche des Immunsystems (höhere Infektionsanfälligkeit), Schleimhautentzündungen, weißfleckige, brüchige Fingernägel.

Risikofaktoren für einen Zinkmangel sind: vegetarische/vegane Ernährung, Schwangerschaft/Stillzeit, schlechte/einseitige Ernährung (Fast Food, phosphathaltige Softdrinks wie z.B. Cola), hohe körperliche Aktivität mit Schwitzen, Senioren, Immunschwäche, Diabetiker, Nierenkranke, häufige Schlankheitskuren, Allergiker, Einnahme entwässernder, kortisonhaltiger Medikamente oder Magensäurepuffern.

Die Funktionen von Zink im Körper sind: Stärkung des Immunsystems, Regelung des Glukose- und Insulinstoffwechsels, Förderung des Zellwachstums, Fortpflanzung, Vitamin A Stoffwechsel, Zellschutz, Hormonproduktion, Zellschutz, Schwermetallausleitung, Regelung des Säure-/Basenhaushaltes.

Bei folgenden Krankheitsbildern kann Zink angewendet werden: ADHS, Allergien, Atemweginfektionen, chronisch entzündliche Darmerkrankung, Diabetes, Haarausfall, Hautproblemen, hoher sportlicher Belastung, Makuladegeneration, Wundheilung und Schwermetallausleitung. Allgemeine Empfehlungen für eine Zinksupplementierung belaufen sich auf 15- 40 mg/Tag.

MSM (Methylsulfonylmethan)

Was sich anhört wie eine hochtoxische chemische Substanz, ist in Wirklichkeit organischer Schwefel. Er kommt in natürlicher Form in tierischen und pflanzlichen Organismen vor. Organischer Schwefel gehört zu den am häufigsten im menschlichen Körper vorkommenden Mikronährstoffen, sein Gehalt beträgt ca. 150 bis 200 g. Besonders häufig ist Schwefel in folgenden Nahrungsmitteln zu finden: Eier, Milch, Fleisch, Fisch, Knoblauch, Zwiebeln, Brokkoli, Meerrettich, Sonnenblumenkernen, Schokolade, Walnüssen, Mandeln. Allerdings ist Schwefel hitzeempfindlich, sodass beim Erhitzen der Nahrung bis zu 90% des Schwefels zerstört werden. Da viele Menschen jedoch mehr gekochte Nahrung als Rohkost zu sich nehmen, ist davon auszugehen, und darüber gibt es auch Studien, dass in weiten Kreisen der Bevölkerung ein Schwefelmangel vorliegt. Dies hat Auswirkungen auf unsere Stoffwechselprozesse, ist doch organischer Schwefel an vielen Stoffwechselprozessen beteiligt und Bestandteil vieler Aminosäuren. Er ist an der Entgiftung unseres Körpers beteiligt und hat einen Einfluss auf unser Immunsystem. Er hat Einfluss auf unseren Energiespiegel und kann Muskelschmerzen reduzieren. Besondere Bedeutung wird ihm jedoch bei Entzündungen im Körper zugesprochen, da er zur Hemmung von entzündungsfördernden Zytokinen beiträgt. Auch bei der Bildung von Insulin spielt organischer Schwefel eine Rolle.

Nun gibt es zum MSM viele zum Teil konträre Veröffentlichungen, die den Verbraucher mal wieder verunsichern. Dazu an dieser Stelle mal ein treffendes Beispiel. Auf dem

Internetportal der Verbraucherzentrale zum Thema MSM sind folgende Schlagzeilen zu lesen:

„MSM ist kein Heilmittel"

„Einen Schwefelmangel gibt es nicht"

„Es ist nicht bekannt, welche Nebenwirkungen bei Langzeitaufnahme von MSM auftreten können"

„Wirkung nicht bewiesen"

„Die Studienlage für MSM wird insgesamt als „dürftig" bezeichnet"

„Ob es spürbar Arthroseschmerzen lindern kann, ist unklar"

Damit dürfte für den Leser solcher Artikel klar sein, dass MSM ein nicht sinnvolles Produkt ist. Ganz so klar ist die Sache allerdings nicht, denn begibt man sich auf die Suche, so wird man fündig und lernt die andere Seite der Medaille kennen. Hierzu möchte ich aus einer Arbeit von Frau Professor Dr. Sigrun Chrubasik-Hausmann von der Universität Freiburg zitieren, die nicht weniger als 65 internationale Studien zum Thema MSM ausgewertet hat. In diesen Studien über MSM ging es um folgende Wirkungen: Antientzündliche Wirkung, Antioxidative Wirkung, Antikanzerogene Wirkung, Wirkung auf Knochenstoffwechsel, Wirkverstärkender Effekt, sportliche Belastung, Erkrankungen des Bewegungsapparates, Tierversuche, Monotherapie bei Arthrose, Kombinationstherapie bei verschiedenen Beschwerden, Rückenschmerzen, Achillessehne, Autoimmunerkrankungen, Aids, entzündliche Hauterkrankungen, Krebs, Knochenstoffwechsel.

Hier die Zusammenfassung von Professor Chrubasik-Hausmann:

„Schwefel ist ein elementarer Bestandteil des Körpers. Obwohl mit der Nahrung ausreichend Schwefelspender aufgenommen werden, besteht in bestimmten Situationen (z.B. extremer Sport, Erkrankungen) ein erhöhter Bedarf an der Zufuhr von Schwefel. MSM ist ein Schwefelspender aus der Nahrung. Es wird schnell resorbiert und wieder vollständig ausgeschieden. Untersuchungen außerhalb des Organismus weisen auf eine antientzündliche, antioxidative, antikanzerogene und auf eine den Knochenstoffwechsel stimulierende Wirkung hin. Lokal aufgetragen kann MSM die Penetration anderer Arzneimittel durch die Haut beschleunigen (sog. Drug-Enhancer). Drei humanpharmakologische Untersuchungen unter sportlicher Belastung weisen auf eine Senkung des oxidativen Stresses unter MSM hin.

Tierversuche bestätigen die Plausibilität der Anwendung von MSM bei altersbedingter Arthrose oder experimentell erzeugter Arthrose oder Arthritis. MSM wurde bei Erkrankungen des Bewegungsapparates als Monotherapie oder als Kombinationstherapie eingesetzt. Die klinischen Studien weisen auf eine Besserung der Beschwerden, besonders in Kombination mit anderen Antiarthrose-Präparaten, hin.

Je eine vielversprechende Untersuchung liegt zur oralen Behandlung bei allergischer Rhinitis und bei Patienten mit Aids vor. Vielversprechend ist auch die lokale Anwendung von MSM bei Rosacea und Hämorrhoiden und die Instillation von MSM in die Blase bei interstitieller Zystitis. Obwohl klinische Studien noch fehlen, weisen Tierversuche auf einen erfolgversprechenden Einsatz bei Krebskrankheiten, Zuckerkrankheit und hohen Blutfetten hin. Tierversuche weisen auch auf die organschützende Wirkung des

MSM nach Gabe von Schadstoffen und auf eine Besserung bei experimentell erzeugter Darmentzündung hin. Doch sollte vor dem Einsatz bei Patienten mit entzündlichen Darmerkrankungen die Verträglichkeit der Schwefelverbindung geprüft werden.

Empirisch wurden meist bis zu 6 g MSM pro Tag eingesetzt. Es gibt keinen Hinweis auf eine toxische Wirkung von MSM. Nur gelegentlich kommt es zum Auftreten unerwünschter Wirkungen auf den Gastrointestinaltrakt und/oder die Haut. Selten kommt es zum Auftreten eines Glaukoms durch den Schwefel. Kontraindikationen: ein Mangel an Molybdän oder ein angeborener Mangel des Enzyms, welches Sulfit abbaut. (57)

Was lernen wir nun daraus? Wir lernen, dass wir MSM sicherlich nicht als ein Wundermittel betrachten können, das alle Probleme löst. Menschen mit Muskelschmerzen, Gelenkschmerzen und vor allem Menschen mit entzündlichen Krankheitsprozessen könnten aber sicher schon von der Einnahme von MSM profitieren. Auch bei Haut-, Haar- und Nagelproblemen kann MSM eine positive Rolle spielen. Und vor allem MSM ist sicher. Die täglich empfohlenen Einnahmemenge beträgt 5 g (FDA).

L- Arginin

Arginin ist eine für den Menschen semi-essenzielle Aminosäure. Das bedeutet, er kann sie nur zum Teil selbst bilden und muss den Rest über die Nahrung aufnehmen. L-Arginin ist an zahlreichen biologischen Funktionen im Körper beteiligt. Es spielt eine große Rolle beim Ammoniakabbau und der damit verbundenen Umwandlung in Harnstoff. Bedeutender ist aber die Tatsache, dass L-

Arginin die alleinige Vorstufe von Stickstoffmonoxid (NO) im Körper ist. Stickstoffmonoxid wiederum führt zu einer Gefäßerweiterung, weil NO in die Gefäßwände diffundiert. Hierdurch kommt es zu einer Erschlaffung der glatten Muskulatur. In Studien konnte gezeigt werden, das L-Arginin über diese Funktion der Gefäßerweiterung den Blutdruck signifikant senken konnte. 1998 erhielten Robert F. Furchgott, Louis J. Ignerro und Ferid Murad für die Erforschung des Zusammenhangs von Stickstoffmonoxid und Arginin den Nobelpreis für Medizin. Und obwohl die Europäische Behörde für Lebensmittelsicherheit (EFSA) den Beitrag von L-Arginin zur Unterstützung des Kreislaufsystems, zur Unterstützung der Erektion, zur Kräftigung der Muskeln und der Bereitstellung von Stickstoffmonoxid im Stoffwechsel als wissenschaftlich nicht gerechtfertigt ansieht, kommen Studien zu ganz anderen Ergebnissen. Um das aufzuzeigen, hier mal eine kleine Auswahl an Studien, die die Wirksamkeit von L- Arginin belegt haben:

- Effect of oral L-aginine supplementation on blood pressure: a-meta analysis of randomized, double blind, placebo-controlled trials
- L-Arginin und Folsäure bei Arteriosklerose. Ergebnisse einer prospektiven, multizentrischen Verzehrstudie
- Asymmetric dimethylargine predicts survivel in the elderly
- Oral L-arginine improves endothelial function in healthy individuals older then 70 years

Das ist nur ein kleiner Ausschnitt an Studien, die die Wirksamkeit und Sinnhaftigkeit einer Arginin-

Supplementierung besonders im Zusammenhang mit Blutdruck und Kreislauferkrankungen belegen.
An dieser Stelle möchte ich auch noch einmal Uwe Gröber zitieren der Folgendes schreibt: „Für die Gesunderhaltung des Herz-Kreislaufsystems ist eine gute Versorgung mit gefäßschützenden Mikronährstoffen unerlässlich. Einer der wichtigsten Nährstoffe für das kardiovaskuläre System ist L-Arginin und sein natürlicher Verstärker L-Citrullin, denn diese Aminosäuren sind die natürliche Vorstufe des lebensnotwendigen Signalmoleküls Stickstoffmonoxid (NO). Dieser gasförmige Botenstoff spielt in unserem Gefäßsystem eine entscheidende Rolle. Er verbessert die kardiale und die periphere Durchblutung, beugt der Entstehung von arteriosklerotischen Erkrankungen vor und trägt damit wesentlich zur Gesundheit von Herz und Kreislauf bei.“ (49)

Hierzu muss man wissen, dass Arginin relativ schnell im Körper abgebaut wird. Um die positiven Wirkungen von Arginin über einen längeren Zeitraum aufrechtzuerhalten, ist es daher sinnvoll, Arginin zusammen mit Citrullin zu supplementieren. Citrullin ist eine Vorstufe von Arginin und wird in der Leber zu Arginin umgewandelt. Da diese Umwandlung zeitverzögert passiert, ist durch diesen Prozess länger Arginin im Körper.

Warum sollten wir überhaupt Arginin zu uns nehmen? Es gibt bestimmte Risikofaktoren, die den Bedarf an L-Arginin im Körper steigern. Das sind: Stress, Schwangerschaft, falsche Ernährung, Durchblutungsstörungen, Bluthochdruck, Rauchen, Nierenfunktionsstörungen.

Angewendet wird L- Arginin bei folgenden Krankheitsbildern:

Arteriosklerose, Bluthochdruck, Diabetes, Demenz, Immunsystem, Leistungssport, Potenzstörungen.

Die Dosierung liegt im Allgemeinen zwischen 5 und 30 g/ Tag, verteilt über mehrere Einzeldosen pro Tag.

Von der FDA wurde festgelegt, dass eine Dosierung von 20 g/Tag als sicher einzustufen ist. Bis zu einem Wert von 42 g/Tag treten keine signifikanten Nebenwirkungen auf.

Resveratrol

Resveratrol ist eine organische Verbindung aus der Gruppe der Polyphenole. Es kommt vor allem in roten Weintrauben, Himbeeren und Erdnüssen vor. Eine besonders hohe Konzentration von Resveratrol kommt vor allem im Rotwein vor. Besonders im japanischen Knöterich ist der Gehalt an Resveratrol hoch. Deshalb ist diese Pflanze in der traditionellen japanischen Medizin wie auch in der indischen Ayurveda-Medizin weit verbreitet. In den Pflanzen hat Resveratrol die Aufgabe, diese vor Pilz-, Bakterien und Virusinfektionen zu schützen. Diese Eigenschaften waren es letztlich, die die Forscher weltweit antrieben, sich mit den gesundheitlichen Wirkungen von Resveratrol zu beschäftigen. So konnte in Studien eine antioxidative Wirkung nachgewiesen werden. Auch gefäßschützende Wirkungen durch die Verhinderung von Plaquebildung wird dem Resveratrol nachgesagt. In Studien an Ratten wurde eine neuroprotektive Wirkung von Resveratrol, das in der Lage ist, die Blut-Hirnschranke zu überwinden nachgewiesen. Das könnte ein Hinweis darauf sein, das Resveratrol in der Lage ist, Krankheiten in Bezug auf Alzheimer-Demenz vorzubeugen.

Da Resveratrol eine antientzündliche Wirkung besitzt, kann es eine Rolle bei der Bekämpfung der sogenannten „silent Inflammation", also den schleichenden, dauerhaften Entzündungen im Körper, spielen, die die Ursache vieler degenerativen Erkrankungen sind. Die Rolle bei der Krebsvorbeugung oder gar Heilung ist dagegen noch etwas umstritten und bedarf weiterer Forschungen. Es scheint aber zumindest sinnvoll, vor einer Krebsbehandlung Resveratrol zu sich zu nehmen.

Wirklich interessant ist aber die Wirkung von Resveratrol auf die Verlängerung des Lebens. In Tierversuchen konnte nachgewiesen werden, das Resveratrol die gleiche lebensverlängernde Wirkung hatte wie eine dauerhafte Kalorienreduktion. Kalorienreduzierte Nahrung ist ja bekanntlich bis heute die einzige wissenschaftlich nachgewiesene Möglichkeit der Lebensverlängerung. Durch Resveratrol kann es zur Aktivierung von Sirtuinen kommen. Diese wiederum bewirken in den Zellen eine verstärkte DNA-Reparatur, was wiederum zu einer längeren Lebensdauer der Zellen führt. Dieser Mechanismus konnte auch an menschlichen Zellen nachgewiesen werden.

Ist Resveratrol nun ein Wundermittel? Leider ist die derzeitige Studienlage nicht eindeutig. Es gibt zahlreiche Studie, die positive Wirkungen von Resveratrol bestätigen, es gibt aber auch Studien, die diese Ergebnisse nicht bestätigen. Das Hauptproblem ist auch hier wieder: Es gibt viel zu wenig große wirklich unabhängige Studien am Menschen. Wie sollen wir mit diesen Ergebnissen umgehen? Nun, zunächst ist Resveratrol ein Naturprodukt und bei normaler Einnahme nicht schädlich. Das bedeutet im schlimmsten Fall, wenn es schon nicht hilft, dann schädigt es auch nicht. Die Hinweise darauf, dass Resveratrol durchaus positive Wirkungen auf unsere Gesundheit haben kann, sind allerdings schon signifikant. Die allgemeine sichere Dosierung sollte bei 500mg bis 1g/Tag liegen. In Versuchen nahmen Probanden bis zu 5g/Tag ein. Die schlimmsten Nebenwirkungen bei Hochdosierung waren Durchfall oder Bauchschmerzen, die allerdings nur kurz anhielten.

Moringa (Moringa oleifera)

Der Moringa-Baum stammt ursprünglich aus dem Norden Indiens am Fuße des Himalaya. Allerdings ist er mittlerweile auch in Südostasien, Afrika und der Karibik zu finden. In Indien sind die Blätter, Früchte und Wurzeln des Moringabaumes seit Jahrhunderten als Heilmittel bekannt. In der ayurvedischen Lehre gilt Moringa als „Allheilmittel". Hierzulande wird Moringa auch oft als „Superfood" oder „Wunderbaum" beschrieben. Von solchen Superlativen halte ich nichts, dennoch lohnt sich eine genauere Betrachtung dieser bemerkenswerten Pflanze.

Es geht um die Inhaltsstoffe der Moringaprodukte und die Tatsache, dass vom Moringabaum, die Wurzeln, die Blätter und die Samenkapseln verwendet werden können. Die Samen des Moringabaumes besitzen beispielsweise die bemerkenswerte Eigenschaft, verschmutztes Wasser reinigen und desinfizieren zu können. In westlichen Ländern sicher nicht nötig, in ärmeren Ländern, vor allem Afrikas, aber durchaus interessant. Hierzulande wird vor allem das aus den Samen gewonnene hochwertige Behen-Öl vermarktet. In unseren Breitengraden werden aber vor allem die Blätter in getrockneter und anschließend zu Blattpulver gemahlener Form verwendet. Doch was macht das Moringablattpulver so wertvoll? Es sind seine Inhaltsstoffe, die es in dieser konzentrierten Form, in so hoher Bioverfügbarkeit, in keiner Pflanze der Welt gibt, weshalb der Moringabaum auch als nährstoffreichste Pflanze der Welt gilt.

Moringa enthält folgende Mineralstoffe:
Kalzium, Natrium, Magnesium
Zink, Phosphor, Mangan
Kalium, Selen, Kupfer
Bor, Eisen, Arsen
Schwefel, Chrom

Des weiteren enthält Moringa auch zehn essenzielle Aminosäuren (die der Mensch nicht selbst bilden kann), wie z.B. Arginin, Threonin, Tryptophan, Histamin, Lysine. Außerdem enthält Moringa die Vitamine A, B, B12, C, E und K sowie Omega-3- und -6-Fettsäuren sowie Antioxidantien wie Zeatin. Die Vielfalt der Inhaltsstoffe ist es, die die Einnahme von Moringa so wertvoll macht. Letztendlich ist es doch die Versorgung unseres Körpers mit diesen Mikronährstoffen, die die Voraussetzung für einen gut funktionierenden Stoffwechselprozess des Körpers ist. Hier kann Moringa durchaus einen Beitrag leisten, bestehende Mangelerscheinungen zu reduzieren oder zu beheben.

Leider ist die Studienlage zur Wirkung von Moringa etwas dürftig (was mich schon lange nicht mehr wundert). Laut Studienblatt aus dem Jahre 2015 werden die Pflanzenteile des Moringabaumes in der traditionellen Medizin für die Behandlung von Malaria, Typhus, parasitären Krankheiten, Arthritis, Schwellungen, Erkrankungen der Haut, Bluthochdruck, Diabetes sowie zur Stärkung des Immunsystems verwendet. Die meisten verfügbaren Studien basieren auf Tierversuchen. Große Studien an Menschen finden aus für mich nicht nachvollziehbaren Gründen irgendwie nicht statt. Deshalb hier mal ein kleiner Überblick über bisher verfügbare Studienergebnisse.

Im Jahr 2014 führte die Universität Saddat City in Ägypten eine Studie durch und hat bewiesen, dass die Inhaltsstoffe von Moringa im Tierversuch gegen Diabetes helfen können.

Die Universität von Nigeria führte im Jahr 2000 eine Studie durch, bei der sich herausstellte, das Leber- und Nierenfunktion sowie die Blutfettwerte sich mit verdünntem Moringa-Extrakt verbessern ließen.

Im Planet Foods for Human Nutrition wurde 2009 eine Studie veröffentlicht, die die antioxidative Heilwirkung von Moringa belegte. Hierzu wurde mitgeteilt, dass sowohl junge als auch ausgereifte Blätter großes antioxidatives Potenzial aufweisen und vor oxidativem Stress schützen können.

In Thailand stellten Forscher 2013 in einem Tierversuch fest, dass die antioxidative Wirkung von Moringa zusammen mit anderen Komponenten die Nervenzellen schützt und neurodegenerativen Krankheiten (Demenz) entgegenwirken kann.

Dies ist nur ein kleiner Ausschnitt aus Studien, der beliebig verlängert werden könnte. Doch warum gibt es keine größeren Studien an Menschen, die die positiven gesundheitlichen Wirkungen von Moringa bestätigen oder auch widerlegen?

Sulforaphan

Sulforaphan ist ein sekundärer Pflanzenstoff. Er kommt besonders reichlich in Brokkoli (vor allem in Brokkolisprossen), Rosenkohl, Blumenkohl, Weißkohl, Radieschen, Meerrettich, Ruccola, Kresse und Senf vor. Sulforaphan gilt als starkes Antioxidans. Die antikanzerogene Wirkung von Sulforaphan wurde in zahlreichen Studien nachgewiesen. So veröffentlichte der Oncology Report 2003 eine Studie, die nachwies, dass Sulforaphan zur Apoptose (Selbstzerstörung der Zellen) bei Leukämie und Melanomen beitragen oder diese auslösen kann. Die Rutger Universität in New Jersey stellte fest, dass Sulforaphan auch bei einem genetischen Dickdarmrisiko körpereigene Schutzmechanismen aktivieren kann, die dazu beitragen, den Ausbruch der Krankheit zu verhindern. In einer Arthritis-Studie an älteren Frauen über einen Zeitraum von zehn Jahren stellten Wissenschaftler fest, dass die Frauen, die besonders viel Kohl aßen, ein deutlich geringeres Risiko hatten, an Arthritis zu erkranken, als die Frauen, die keinen Kohl mochten. Interessant ist auch eine Stellungnahme der Universität Heidelberg:

Sehr geehrte Patientin, sehr geehrter Patient

Herzlichen Dank für Ihr Interesse an unserer Forschungsarbeit zu dem Brokkoli-Inhaltsstoff Sulforaphan. Bevor wir Ihnen an dieser Stelle Informationen über Nahrungsmittel mit Sulforaphan und weitere Interessante Fakten rund um das Thema Ernährung und Krebs zur Verfügung stellen, müssen wir darauf hinweisen, dass wir die Wirksamkeit gegen die besonders aggressiven Tumorstammzellen des Bauchspeicheldrüsenkrebs erst in Laborversuchen zeigen konnten. Auch wenn die vorliegenden Ergebnisse vielversprechend sind, können sie erst in die Behandlung von Krebspatienten überführt werden, wenn ausreichend Daten aus Studien an Patienten vorliegen. Unabhängig von den erwarteten Studienergebnissen können Sie Sulforaphan über die tägliche Ernährung aufnehmen. (58)

Prof. Dr. Ingrid Herr, Leiterin der Sektion
Chirurgische Forschung

Die positiven Auswirkungen von Sulforaphan auf unsere Gesundheit sind vielfältig. Für die nachfolgend aufgeführten Krankheitsbilder liegen wissenschaftliche Studien vor, die die positiven Wirkungen von Sulforaphan nahelegen. (59)

Asthma, Heuschnupfen, Alzheimer, Arthrose, Autismus, Darmschutz, Diabetes, Immunsystem, Alterungsprozesse, Haarausfall, Antioxydative Wirkung, Heliobacter pylori, Krebs, Muskelaufbau.

Nun darf man sicher auch von Sulforaphan keine Wunderdinge erwarten, aber besonders in der Krebsvorbeugung ist der Verzehr von Brokkolisprossen schon lange relativ unumstritten. Da aber nun einmal nicht jeder Brokkoli mag, ist eine Supplementierung mit Sulforaphankapseln eine mögliche Alternative. Die tägliche Verzehrmenge wird mit ca. 45 mg pro Tag angegeben.

Propolis

Schon in der Antike wusste man die Wirkungen von Propolis zu schätzen. So schwärmte bereits Hippokrates von der Wirkung von Propolis bei Geschwüren. Aristoteles empfahl Propolis bei Hauterkrankungen und eiternden Wunden. Doch was ist Propolis überhaupt? Propolis ist ein

Bienenkittharz, das die Bienen von Bäumen sammeln und im Bienenstock mit eigenen Fermenten, Blütenpollen und Wachs vermischen. Da im Bienenstock hohe Temperaturen herrschen, sind dies ideale Bedingungen für die Vermehrung von Viren, Bakterien, Pilzen und Parasiten. Propolis verhindert die ungehemmte Vermehrung. Zu den Inhaltsstoffen von Propolis gehören Vitamine, Mineralstoffe, Spurenelemente, ätherische Öle und vor allem sekundäre Pflanzenstoffe. Im Zuge der der Einführung von Penicillin und ähnlichen Wirkstoffen in der modernen Medizin trat die Bedeutung von Propolis in den Hintergrund. Dem dänischen Bienenzüchter Karl Lund Aagaard ist es zu verdanken, dass dieses wirksame Naturheilmittel nicht in Vergessenheit geraten ist. Und wie so oft in der Vergangenheit geschah dies durch einen Selbstversuch. Als er eine fiebrige Halsentzündung bekam, behandelte er diese mit Propolis. Zum Erstaunen seiner Frau, selber Krankenschwester, klang diese über Nacht bis auf eine leichte Rötung ab. In den letzten Jahrzehnten gab es dann zahlreiche Studien mit Propolis, die zum Teil zu erstaunlichen Resultaten führten.

Zu beachten ist, dass es kein standardisiertes Propolis gibt, da es sich hier um ein Naturprodukt handelt, dessen Zusammensetzung immer von der Herkunft abhängt. Der Hauptwirkstoff scheint jedoch die enthaltenen Flavonoide zu sein. Diese leiten bei einer Belastung des Körpers mit Viren oder Bakterien Abwehrmaßnahmen ein und sorgen so für einen Schutz unseres Immunsystems.

Durch seine vielfältigen Wirkungen kann Propolis bei zahlreichen Krankheiten eingesetzt werden. Dazu gehören:

Altersbeschwerden, Allergien, Grippe, Tennisarm, Durchblutungsstörungen, Hauterkrankungen, Hämorrhoiden, Rheuma/Arthritis, Arthrose, Infektionskrankheiten, Wundheilung, Krebs.

Hierzu mal einige Beispiele aus dem Codex Humanus (60):

Wirkung von Propolis bei Allergien

Es gibt Berichte darüber, dass selbst extrem schwerste Allergiefälle, beispielsweise bei Heuschnupfen, nicht nur eine Linderung, sondern nach wiederholter Anwendung der Propolis-Behandlung eine komplette Heilung erfahren konnten und eine weitere Anwendung unnötig war.

Propolis-Wirkung bei Rheuma/Arthritis

Propolis hat bei Rheuma- bzw. Arthritispatienten in Doppelblindstudien eine herausragende Wirkung erzielt und sollte äußerlich als Salbe angewandt werden.

In einem Doppelblindversuch hat man 28 Rheumapatienten mit einer Propolis-Salbe und einem Scheinpräparat behandelt. Diejenigen Rheumapatienten, die mit der Propolis-Salbe behandelt wurden, erfuhren eine „eindrucksvolle Besserung innerhalb der ersten Woche".

Hierbei sollten die betroffenen Gelenke 2 bis 3 x täglich mit einem dünnen Film aus Propolis Salbe eingerieben werden.

Wirkung von Propolis bei aktivierter Arthrose

In einer Versuchsreihe an Arthrosepatienten wurden bis zu 80% der mit Propolis- Salbe behandelten Patienten innerhalb einer Woche schmerzfrei.

Wirkung von Propolis bei Wechseljahresbeschwerden

Bei Wechseljahresbeschwerden hat Propolis in einigen Versuchsreihen für erstaunlich gute Ergebnisse gesorgt. Dies ist auf die Stimulierung entscheidender Stoffwechselvorgänge durch Propolis zurückzuführen.

Propolis weist in einer Bukarester Studie eine 90%ige Linderung bei Bronchitis auf

Eine Langzeittherapie in einer Bukarester Spezialklinik ergab eine Besserung der Symptome bei Bronchitis um 90%

Propolis senkt den Grippeausbruch auf 1/6 ab

In Jugoslawien hat man innerhalb einer groß angelegten Studie die Propolis-Wirkung gegen die aggressiven Hongkong-Grippeviren getestet. Während 60% aus der Gruppe, die kein Propolis erhalten haben, an der gefürchteten Grippe erkrankt sind, waren es in der Propolis-Gruppe lediglich 10%.

Wirkung von Propolis gegen Altersbeschwerden-Anti-Aging

Die sicherlich aufsehenerregendste Fähigkeit von Propolis bezüglich eines Anti-Aging Effektes liegt in seiner Eigenschaft, die Zellverjüngung um das Doppelte beschleunigen zu können. Propolis erweist sich als ein potentes Mittel gegen sämtliche Altersbeschwerden. Es sind in erster Linie die Angriffe von freien Radikalen, die uns altern lassen. (…) Propolis hat in zahlreichen Experimenten sehr effiziente, antioxidative Fähigkeiten unter Beweis stellen können. Des Weiteren baut unser Immunsystem mit fortschreitendem Alter stetig ab. Die immunstärkende Wirkung von Propolis kann also auch diesem Alterungsaspekt gerecht werden.

Wir sehen, dass Propolis ganz vielfältige Wirkungen entfalten kann, auch wenn man natürlich betonen muss, das es kein Wundermittel ist, jedoch insbesondere mit fortschreitendem Alter dazu beitragen kann, die Gesundheit zu verbessern. Propolis gibt es als Salbe, Tinktur oder Kapseln. Man sollte jedoch bedenken, dass Tinkturen in der Regel auf Alkohol als Trägermittel basieren. Alkohol kann jedoch einige der wertvollen Inhaltsstoffe von Propolis herabsetzen. Wesentliche Nebenwirkungen sind bei Propolis nicht bekannt. Lediglich Bienengiftallergiker sollte vor Einnahme von Propolis mit ihren Arzt sprechen.

Zusammenfassung

- Supplemente sind keine Wundermittel, können jedoch vorbeugend wirken oder bei Beschwerden helfen
- Sie basieren auf natürlichen Stoffen, die der Körper in der Regel gut verträgt
- Supplemente können Mangelerscheinungen ausgleichen
- Sie sind relativ sicher und gut dosierbar
- Supplemente wirken nie sofort, sondern immer langfristig
- Sie ersetzen nicht eine gesunde Lebensweise, können aber gerade im Alter unterstützend wirken

7. Eigene Erfahrungen

An dieser Stelle möchte ich ein paar Gedanken und Erfahrungen niederschreiben, die ich in den letzten Jahren im Zusammenhang mit der Erstellung dieses Buches gemacht habe. Ich möchte ausdrücklich betonen, dass sich alles, was ich in den nachfolgenden Abschnitten schildere, genauso ereignet hat. Nichts ist übertrieben dargestellt oder dem Zweck des Buches angepasst worden.

Mein Leben verlief vermutlich genauso wie das Leben der meisten Menschen. Ich war jung, das Leben gehörte mir, ich habe gefeiert und mir keine Gedanken darum gemacht, dass das Leben endlich sei könnte. Salat bezeichnete ich früher abschätzig als „Karnickelfutter“, vegetarische Ernährung als abartig. Ich genoss das Leben und hatte nie wirklich Probleme. Irgendwann heiratet man dann und bekommt zwei Kinder – das Leben kann wunderbar sein. Ich hatte Glück und lernte eine Frau kennen, mit der ich auch nach 34 Jahren Ehe noch glücklich zusammenlebe. Wir haben vermutlich akzeptiert, dass man den Partner mit all seinen Schwächen und Marotten so nehmen muss, wie er halt ist. Der Versuch, ihn nach eigenen Vorstellungen ändern zu wollen, ist zum Scheitern verurteilt. Meine Kinder haben ihren Lebensweg gemacht – was gibt es Schöneres? Ich lebe in einem Dorf mit Haus und Garten, das ich nie (außer während der ungeliebten Armeezeit und meines Studiums) verlassen habe. Wir wohnen heute noch mit meinen Eltern zusammen, der Weg ins Heim für die Alten ist in unserer Familie nicht vorgesehen. Wir hatten immer ein paar gute Freunde an unserer Seite, etwas unglaublich Wertvolles in dieser Zeit. Und wenn ich an meinen Berufsweg (der sich langsam dem Ende zuneigt) zurückdenke, dann habe ich das gemacht, was mir auch Freude bereitete (zumindest meistens). Ich denke, dass mein Leben bis hierhin durch glückliche Zufälle oder die Macht des Schicksals genau den Weg genommen hat, der in Langlebigkeitsstudien als der Richtige angesehen wird.

Doch jeder Mensch wird älter und ein Privileg des Älterwerdens ist es, auch dazulernen zu dürfen. Nicht jeder nutzt dieses Privileg, leider. Ich nehme dieses Privileg für mich in Anspruch, zumindest was die Sicht auf das Leben im Allgemeinen und auf die Gesundheit im Besonderen angeht. Das Nachdenken über meine eigene Endlichkeit begann nach meinem 50. Geburtstag. Meine Mutter wies mich darauf hin, dass jetzt das kritische Jahrzehnt für Männer beginnt – warum eigentlich? Doch irgendwie bekam ich diesen Gedanken nicht aus meinem Kopf. Da ich durch meine berufliche Tätigkeit in einem großen Industrieunternehmen mit vielen Menschen in Verbindung kam, fiel mir auf, wie viele Kollegen sich in meinem Alter mit gesundheitlichen Problemen herumschlugen oder, noch schlimmer, sich aus diesem Leben vorzeitig verabschiedeten. Mir wurde bewusst, dass ich in den letzten 25 Jahren im Dreischichtsystem gearbeitet habe, eine Tatsache, die von Ärzten allgemein als nicht besonders gesundheitsfördernd bezeichnet wird. Mir wurde klar, ich musste etwas tun. Nun hatte ich schon immer (Gott sei es gedankt) eine recht gute Gesundheit, war äußerst selten wirklich krank. Mal eine Erkältung hier und da, das war es dann schon. Allerdings spürte auch ich so langsam die Tücken des Alters. Nach einem Tag schwerer körperlicher Arbeit schmerzten am nächsten Tag die Knochen. Sieht so das

Alter aus? Nein das kann es doch nicht gewesen sein. Außerdem begann mein rechtes Schultergelenk beim Anheben des Armes zu schmerzen und auch die Hämorrhoiden begannen sich zu melden. Das war die Initialzündung, ich musste etwas tun. Ich begann mich mit der Thematik zu beschäftigen und suchte nach Möglichkeiten, meine Probleme zu beheben. Als erstes stieß ich dabei auf MSM. Da ich nun einmal ein neugieriger Mensch bin und auch offen für Neues, begann ich täglich einen Teelöffel MSM aufgelöst in einem Glas Wasser zu trinken. Nach ca. sechs Wochen merkte ich eine deutliche Verbesserung meines Schulterproblems. Die Muskelschmerzen nach körperlicher Arbeit waren ebenfalls verschwunden. Und noch einen weiteren Effekt stellte ich später eher zufällig fest. Gab es in früheren Jahren nach einer fröhlichen Feier am nächsten Tag schon einmal den gefürchteten Kater, so ist der jetzt verschwunden. Jetzt war mein Ehrgeiz geweckt und von nun an begann ich mich intensiv mit alternativen Heilmethoden auseinanderzusetzen. Dabei stieß ich auf Dr. Probst, der sich mit der Gesunderhaltung und Bedeutung des Darms beschäftigte. Ich begriff, dass ein gesunder Darm die Basis für einen gesunden Körper ist. Also führte ich eine Darmsanierung mit anorganischem Schwefel durch. Morgens, Mittags und Abends jeweils einen Teelöffel anorganischen Schwefel und das ca. vier Wochen lang. Die erste Woche war nicht lustig. Wie von Dr. Probst beschrieben, bekämpft der Schwefel schädliche Mikroben (Bakterien, Pilze) im Darm. Das geht nicht ohne Folgen vonstatten. Unangenehme Bauchkrämpfe und der häufigere Besuch des stillen Örtchens waren die Folge, aber noch aushaltbar. Über den wirklich üblen Geruch nach Schwefelwasserstoff will ich hier gar nicht reden. Aber es hat sich gelohnt. Nach Ende der Darmsanierung spürte ich mehr Energie in meinem Körper, mir ging es wirklich richtig gut.

Über Prof. Spitz und Dr. von Helden kam ich dann zum Vitamin D. Also ab zum Arzt, einen Vitamin-D-Test machen. Der Wert war nicht besonders gut und lag bei 20 Ng/ml (50 Nmol/l). Also habe ich dann nach dem Vitamin D Rechner von Dr. von Helden Vitamin D3 supplementiert, auf einen Wert von 70 Ng/ml (175 Nmol/l). Ein Wert, bei dem leider immer noch viele Ärzte der Meinung sind, dass er toxisch wäre. Das ist jedoch unzutreffend. Ich lebe jetzt schon jahrelang mit einem Wert von 70 bis 80 Ng/ml und mir geht es hervorragend. Wichtig ist hierbei zu erwähnen, dass immer auch Vitamin K2 zusammen mit Vitamin D genommen werden sollte, um das freigesetzte Kalzium in die Knochen zu transportieren. Durch Robert Franz stieß ich dann auf OPC. Gesagt, getan – jeden Tag eine Kapsel OPC für flüssiges Blut und starke Blutgefäße. Da viele Krankheiten auf Mangelerscheinungen beruhen können, nehme ich zusätzlich 1500 mg Moringa am Tag zu mir. Sinnvoll oder nicht – wer kann beurteilen, wie die Mineralstoffversorgung und der Bedarf an essenziellen Aminosäuren im Körper aussieht. Moringa hat all diese Mineralstoffe und Aminosäuren in konzentrierter Form und gut bioverfügbar und kann so zumindest zum Teil Mängel ausgleichen.

Das klingt alles nach sehr viel, ist es aber nicht wirklich. Morgens zwei Minuten – das war es. Mein Blutdruck hat sich in den letzten Jahren von 139/90 auf 120/85 reduziert. Mein Hämorrhoiden-Problem hat sich so gut wie erledigt und noch etwas ist mir erst später aufgefallen. Mit Anfang 30 hatte ich einmal einen Gichtanfall – sehr schmerzhaft. Natürlich habe ich meine Ernährung damals etwas angepasst und hatte seitdem keinen Anfall mehr. Allerdings hatte ich ständig leichte Schmerzen beim Abrollen des Fußes über den großen Zeh. Nicht wirklich dramatisch, aber ich wurde immer an die Tatsache erinnert, dass Gicht ein Thema in meinem Körper ist. Diese Schmerzen sind seit ca. zwei Jahren vollständig verschwunden – großartig. Ich führe das auf die Wirkung von OPC zurück. Untrennbarer Bestandteil unserer Hausapotheke ist DMSO. Sollte sich mal ein Zahn melden, so nutze ich es zum Gurgeln. 20% DMSO mit 80% Wasser vermischt, 2 bis 3 Tage jeweils 5 min. gurgeln und meine Zahnprobleme sind weg. Das hat bisher wirklich jedes Mal funktioniert. Aber auch bei Prellungen oder allen Arten von entzündungsbedingten Schmerzzuständen kann DMSO wirklich gute Dienste leisten. Es ist schon ein ganz wundersames Mittel, das man immer mal probieren kann, wenngleich auch DMSO sicher nicht alle Probleme beseitigen kann. Allerdings sind Supplemente nur das eine, bestimmte Verhaltensänderungen im täglichen Leben das andere. Das beginnt schon nach dem Aufstehen. Zähneputzen, selbstverständlich auf einem Bein. Mit der freien linken Hand ziehe ich abwechselnd den Hacken des rechten und linken Beines an das Gesäß. So trainiere ich das Gleichgewicht und dehne den Oberschenkelmuskel. Nach dem Zähneputzen ein Glas warmes Wasser trinken – dient der Entgiftung und ist gut für die Verdauung. Auf der Arbeit gibt es täglich zwei Tassen Jiaogulantee mit Ingwer, dazu einen Liter Wasser mit zwei Teelöffel Camu-Camu-Pulver für eine gute Vitamin C Versorgung. Auf meine 10000 Schritte täglich komme ich locker. Jiogulan habe ich mittlerweile im Garten angebaut, sodass ich täglich einige Blätter frisch essen kann. Im Sommer gibt es Gemüse aus dem Garten, natürlich ungespritzt, und es gibt nichts Schöneres, als mit meiner Enkeltochter im Garten Himbeeren, Johannisbeeren, Stachelbeeren oder Jockelbeeren zu naschen. Und da meine Frau auch noch eine tolle Köchin ist, gibt es nur frisch gekochtes Essen, Fertigprodukte kommen uns nicht auf den Küchentisch. Im letzten Jahr habe ich mir dann ein Paar Barfußschuhe zugelegt. Ich muss sagen, dass ich mich bisher nie für Schuhe interessiert habe, diese Barfußschuhe waren jedoch der beste Schuhkauf meines Lebens, ich liebe diese Treter. Und sie scheinen auch einen Effekt erzielt zu haben. Denn seit meinem 38. Lebensjahr hatte ich immer leichte Schmerzen im unteren Rücken. Der Orthopäde meines Vertrauens sagte mir damals nach einem Arztbesuch wegen stärkerer Rückenschmerzen, dass meine Wirbel 4 und 5 der LWS „nicht besonders gut aussehen". Diese Worte werde ich nie vergessen, wer will so etwas mit 38 schon hören? Nach Massagen, Fango und Elektrotherapie waren sie dann aber fast verschwunden. Die Restschmerzen, nicht besonders ausgeprägt, jedoch fast ständig präsent, begleiteten mich so die letzten 20 Jahre. Seit ich meine Barfußschuhe trage, sind diese unterschwelligen Rückenschmerzen jedoch fast völlig verschwunden, es ist großartig. Zum Ärger meiner Frau laufe ich zumindest im Sommer so oft wie möglich Barfuß im Garten herum, wir erinnern uns an die Elektronenaufnahme über die Füße in den Körper. Kostenlose Antioxidantien für unseren Körper. Dass die Füße dabei auch einmal schmutzig werden, ist hier wohl unser kleinstes Problem. Ich merke aber, dass Menschen, die, wie es die Natur eigentlich vorgesehen hat, nämlich barfuß zu laufen, heute etwas schräg angesehen werden und schon einmal als esoterische Spinner abgetan werden. Ich habe mir angewöhnt, solche Reaktionen zu ignorieren. Wie ich meine gesamte Sicht auf das Leben geändert habe. Mir ist bewusst geworden, dass wir in einer Zeit grenzenlosen Wohlstands leben, die nur durch ständigen Konsum in dieser Form aufrechterhalten werden kann. Das muss man sich bewusst machen, um die wahren Werte des Lebens erkennen zu können. Ich bin zufrieden mit dem, was ich habe, und ob mein Nachbar mehr besitzt, ist mir egal. Mir ist wichtig, dass es meiner Familie gut geht und alle gesund sind. Ein gutes Gespräch, ein lustiger Abend mit Freunden, das ist es, was zählt. Mir ist bewusst, dass meine Mitarbeiter und auch ich versuchen müssen, möglichst jeden Tag einen guten Job zu machen. Das gelingt meistens ganz gut, manchmal aber auch nicht. Wenn dann ein Chef mal unzufrieden ist und den großen Zampano macht, dann ist das vermutlich sein Job, es berührt mich aber schon lange nicht mehr – Chefs kommen und gehen. Wichtig ist doch die eigene Einstellung zur Arbeit, das ehrliche Bemühen, etwas gut machen zu wollen. Wenn diese Einsicht in einem selbst vorhanden ist, spielt es keine Rolle mehr, was andere über die Ergebnisse sagen. Durch diese Sichtweise ist es mir gelungen, meinen Stresspegel durch Arbeit bedingt, herunterzufahren. Ich denke, dass dieses Denken einen wesentlichen Beitrag zu meiner inneren Ruhe und Ausgeglichenheit geleistet hat. Ich habe meine „innere Mitte“ gefunden. Und da das alles noch nicht ausgereicht hat, habe ich einen nicht unbedeutenden Teil meiner Freizeit in den letzten 30 Jahren damit verbracht, als Vorsitzender des örtlichen Angelvereins etwas für das Gemeinwohl zu tun. Eine Aufgabe, die mir fast immer Spaß gemacht hat und mir ein gutes Gefühl und Zufriedenheit gegeben hat.

Das alles hört sich erst einmal nach sehr viel an, ist es aber nicht. Es sind einfach Verhaltensweisen, die sich jeder angewöhnen kann, wenn er denn die Sinnhaftigkeit verstanden hat. Dann sind sie untrennbarer Bestandteil der Alltagsroutine. Ich gebe zu, nicht jeder hat vielleicht all diese Möglichkeiten, wie ich sie habe. Aber auch in der Stadt ist es zumindest möglich, sich einen Schrebergarten zuzulegen, wenn man denn will. Auch dort kann man barfuß durch den Park laufen oder seinen Vitamin-D-Spiegel anheben. Auch dort kann es gute Freunde geben und eine Familie, die sich noch als Familie begreift. Wir müssen nur erkennen, welchen Mehrwert so ein Leben mit sich bringen kann. Wir müssen begreifen, dass wir unser konsumorientiertes, stressbelastetes Leben wieder auf die Ursprünge zurückführen müssen, um dafür einen Mehrwert, nämlich Gesundheit, zu ernten. Wir sind nun einmal biologische Wesen und müssen uns einen Bezug zur Natur erhalten, sonst werden wir als Menschen scheitern. Die Natur ist nun einmal immer stärker als der Mensch.

Durch meine Erfahrungen ermutigt, begann ich von nun ab meinen Kollegen und Mitarbeitern von manch wundersamen Wirkungen dieser Mittel zu erzählen, die ich in den letzten Jahren an mir selber festgestellt habe. Die ersten Reaktionen waren so ernüchternd wie erwartbar. Kaum einer glaubte mir, manch mildes Lächeln begleitete meine Erzählungen. Doch ich gab nicht auf und der Zufall kam mir zu Hilfe. Ein Kollege, mit dem ich mich unterhielt, berichtete mir voller Verzweiflung von seinem Hund, der Probleme beim Laufen wegen Schmerzen im vorderen Schultergelenk hatte. Mehrere Tierarztbesuche gingen nicht nur ins Geld, sondern brachten auch keine wesentliche Besserung. Ich riet ihm es doch einmal mit DMSO zu versuchen. Er war zwar skeptisch, doch versprach er mir es einmal zu versuchen. Nach mehreren Wochen traf ich ihn wieder und fragte nach, wie es seinem Hund denn geht. Zu meiner Verblüffung war er ganz begeistert, dass es seinem Hund nun deutlich besser ging. Er hatte das Schultergelenk am Vorderlauf einige Tage mit DMSO behandelt, seitdem konnte sein Hund wieder fast schmerzfrei laufen, ein toller Erfolg. Ich war ermutigt weiterzumachen. Einige Zeit später unterhielt ich mich mit einem Kollegen über alle möglichen Krankheiten, als er mir erzählte, dass sei Vater einen Schlaganfall erlitten hatte. Da er selbst seit einiger Zeit über Gichtprobleme klagte, war er interessiert, als ich ihm von OPC erzählte, das möglicherweise in der Lage ist, bestimmte Risikofaktoren für einen Schlaganfall und Gicht zu reduzieren. Allerdings riet ich ihm auch, seine Gichtproblematik zuerst durch eine Ernährungsumstellung zu lösen. So weit war er aber noch nicht (ein Problem vieler Menschen), OPC würde er aber probieren wollen. Nach ca. zwei Monaten unterhielten wir uns wieder und ich fragte nach seiner Gicht. Er war begeistert, da er nach Beginn der Einnahme von OPC keinen Gichtanfall mehr hatte. Bis heute, also zwei Jahre später, ist das so geblieben, obwohl er nichts an seiner sicher suboptimalen Ernährung geändert hatte. Einem weiteren Kollegen, der die gleiche Problematik mit Gicht hatte, erzählte ich davon, auch er nimmt seither OPC und auch bei ihm sind Gichtanfälle seitdem ausgeblieben.

Ein Mitarbeiter von mir schlug sich bei der Arbeit mit dem Hammer auf das Daumengrundgelenk. Er hatte ziemliche Schmerzen und wollte eigentlich schon zum Arzt gehen. Ich überredete ihn weiterzumachen, gab ihm einen Schonplatz und versprach am nächsten Tag DMSO mitzubringen – einen Versuch wäre es doch wert. Er vertraute mir und am nächsten Tag bestrich ich sein Daumengrundgelenk mit einer Mischung aus 50% DMSO und 50% Wasser. Bereits nach drei Stunden verspürte der Kollege eine deutliche Abschwächung der Schmerzen, ich war selbst verblüfft. Einzige Nebenwirkung, der Kollege klagte über einen schlechten Mundgeruch (kann wirklich unangenehm sein), das jedoch hatte ich ihm vorher prophezeit.

Mit einem anderen Kollegen unterhielt ich mich über meine Erfahrungen. Da er selbst große Probleme mit Arthrose in den Knien hatte und auch seine Eltern an Krankheiten gestorben waren, die wir alle nicht haben wollen, war er aufgeschlossen für meine Erzählungen, über alternative Methoden seine Gesundheit zu verbessern. Seit unserem Gespräch hat er seinen Vitamin-D3-Spiegel hochgefahren, K2, sowie MSM, Moringa und am Anfang Chondroitin und Glucosamin supplementiert. Das ist jetzt mittlerweile fast zwei Jahre her. Aktuell geht es seinen Knien deutlich besser, er kann wieder fast schmerzfrei laufen und die angedrohte Operation ist erst einmal in weite Ferne gerückt.

Eine Mitarbeiterin von mir hatte Schmerzen im Ellenbogen-, Arm- und Schulterbereich. Ich erzählte ihr von meinen Erfahrungen und sie wollte zumindest mit MSM beginnen. Allerdings hatte ich die Rechnung ohne die moderne Medizinausbildung gemacht. Sie berichtete ihrer Tochter, einer ausgebildeten Apothekerin von den Dingen, die ich ihr erzählt hatte. Es kam, was kommen musste. Einige Tage später berichtete sie mir, ziemlich verunsichert, dass ihre Tochter das alles als Unsinn abgetan hatte und ihr von der Einnahme abriet. Ich blieb allerdings hartnäckig und erklärte ihr all die Zusammenhänge, die ich zum damaligen Zeitpunkt über Supplemente wusste, und ich war erfolgreich. Sie machte eine Darmsanierung, supplementierte Vitamin D3 und K2, Moringa und MSM. Das Ergebnis, sie hat heute keine Schmerzen mehr im Arm, ihr geht es sehr gut und krank ist sie seit 18 Monaten auch nicht mehr geworden. Ein anderer Kollege von mir erzählte mir neulich, dass seine Frau ein Geschwür am Zahnfleisch hatte. Der Zahnarzt wollte eventuell den Zahn ziehen, das wollte sie vermeiden. Ich erzählte ihm, dass ich in jedem Fall einmal mit DMSO gurgeln würde, in der Hoffnung, dass sich das Geschwür auflöst. Das tat seine Frau dann auch und gurgelte zwei Wochen lang mit DMSO. Das Ergebnis, das Geschwür bildete sich zurück, der Zahn blieb erhalten. Ein tolles Ergebnis.

Ein weiterer Kollege kam neulich zu mir und bedankte sich. Ich wusste zunächst gar nicht, wofür. Er erinnerte mich daran, dass er vor zwei Monaten eine Vorsorgeuntersuchung hatte machen lassen, bei der einige Blutwerte nicht in Ordnung waren, sowie sein Blutdruck etwas zu hoch war. Nachdem ich ihn zunächst auf sein etwas zu hohes Körpergewicht aufmerksam machte und bemerkte, dass es jetzt an der Zeit wäre, etwas abzunehmen, sagte ich ihm dann, das ich an seiner Stelle OPC und L-Arginin nehmen würde. Das tat er dann auch. Das Ergebnis: Bei der Nachsorgeuntersuchung war sein Blutdruck in Ordnung und seine Blutwerte ebenfalls. Für solche Momente lohnt sich der der ganze Aufwand, das macht mich glücklich.

Besonders meine Mitarbeiter hatten in den letzten drei Jahren unter meinen Erzählungen zum Thema Gesundheitsvorsorge zu leiden. Ich gebe zu, dass ich es mir am Anfang leichter vorgestellt habe, Menschen von der Sinnhaftigkeit, bestimmte Dinge zu tun, um die Gesundheit zu verbessern, zu überzeugen. Heute weiß ich dank Bruce Lipton, was die Ursache für diese Abwehrhaltung vieler Menschen ist – unser Unterbewusstsein. Es fällt uns einfach unglaublich schwer, eingefahrene Verhaltensweisen zu verändern. Trotzdem ist es mir gelungen, eine Reihe von Mitarbeitern davon zu überzeugen, wenigstens den Vitamin-D3-Wert zu erhöhen. Einige haben auch eine Darmsanierung gemacht. Die Erfahrungen waren durchweg positiv. Niemand hatte irgendwelche negativen Auswirkungen. Die Arbeitsausfallzeiten durch Krankheit gehen bei allen diesen Kollegen gegen Null. Sicher sind all diese Erfahrungen keine wissenschaftlichen Beweise – es sind Erfahrungsberichte. Aber kann das alles nur Zufall sein? Nein, das glaube ich nicht.

Doch nun ein paar Bemerkungen und Ansichten, die ich in den letzten Jahren gewonnen habe und die man teilen kann oder auch nicht. Es sind aber Erkenntnisse, die auf den Erfahrungen und Forschungen vieler Ärzte, Heilpraktiker und Menschen, die sich mit dem Thema Gesundheit beschäftigen, aufbauen und teilweise ganz erheblich von den dogmatischen Vorstellungen der Schulmedizin abweichen.

Da ich dieses Buch mitten in der Corona-Krise schreibe, kann ich mir an dieser Stelle nicht verkneifen, ein paar Worte dazu niederzuschreiben. Es ist meine persönliche Ansicht.. Ich möchte betonen, dass ich keineswegs die Gefahr dieser Viruserkrankung unterschätze. Ganz sicher sterben Menschen, die bereits an schweren Vorerkrankungen leiden, mit dieser Krankheit. Ganz sicher verursacht auch jeder Tod bei Angehörigen Trauer und Leid. Trotz alledem macht mich das Ausmaß der in den letzten Monaten getroffenen Entscheidungen in Relation zu den entstandenen Schäden durch das Virus fassungslos. Dabei ist es sicher immer am Beginn einer Epidemie schwierig, die Folgen abzuschätzen. Ich hätte die getroffenen Maßnahmen in den ersten zwei Wochen auch noch verstanden. Ich verstehe aber die Aufrechterhaltung dieser Maßnahmen jetzt , vier Monate später, wo die Infektionszahlen in den Keller gehen, nicht mehr. In öffentlichen Medien wird weitgehend ignoriert, dass selbst eine Vielzahl an Ärzten und Virologen mittlerweile der Ansicht sind, dass wir wieder zu einem normalen Lebensrhythmus zurückkehren könnten. Wie lange wollen wir noch mit Masken durch die Gegend laufen, die zwar nachgewiesenermaßen keinen wirkliche Schutz vor Viren bieten, dafür aber dafür sorgen, dass wir einen Teil der Schadstoffe, die unser Körper beim Ausatmen entsorgen möchte, durch das Tragen der Maske wieder einatmen. Was ich aber wirklich verwerflich finde, ist die Tatsache, dass Regierung und Medien einen Teil der Bevölkerung zum Teil in Todesangst versetzt haben. Angst aber ist ein schlechter Begleiter. Angst macht krank. Sollten wir uns nicht einen sachlichen Umgang mit dem Virus aneignen? Sollten wir den Menschen nicht erklären, dass Viren ein untrennbarer Bestandteil unseres Lebens sind? Evolutionsgeschichtlich gab es Viren schon vor dem Menschen. Unsere Evolution hat zusammen mit Viren stattgefunden. In jedem Körper gibt es eine Unmenge an Viren, Bakterien und Pilzen. Wir können mit ihnen umgehen, wenn wir ein gut funktionierendes und trainiertes Immunsystem haben. Und genau an diesem Punkt hört mein Verständnis für die Art der Kommunikation unserer Regierung und der Medien im Zusammenhang mit dem Corona-Virus endgültig auf. Wäre es nicht die beste Gelegenheit im Zuge dieser Gesundheitskrise, die Bevölkerung aufzuklären, welche Bedeutung unser Immunsystem für die Bekämpfung von Krankheiten hat und was jeder Mensch tun kann, um sein Immunsystem in einen Zustand zu versetzen, das es auch mit Erregern wie dem Corona-Virus umgehen kann? Wäre es nicht an der Zeit, den Menschen zu erklären, dass unser Immunsystem der einzige wirksame Schutz unseres Körpers zur Abwehr von Krankheiten ist. Wäre es nicht an der Zeit, den Menschen zu sagen, dass Kinder über eine Thymusdrüse verfügen, die für die Produktion der T--Zellen verantwortlich ist und die T--Zellen Gedächtniszellen sind, die der Körper braucht, um sich zu merken, mit welchen Erregern er bereits in Kontakt gekommen ist? Das wiederum führt dazu, die Kinder langfristig vor Infektionskrankheiten zu schützen. Wäre es nicht sinnvoll, den älteren Menschen zu sagen, dass das Immunsystem sein Gedächtnis verliert, wenn alte Menschen in Altenheimen oder im eigenen Heim über längere Zeit isoliert von der Umwelt leben und dadurch die Infektanfälligkeit rapide ansteigt. Besonders alte Menschen brauchen soziale Kontakte, um sich immer wieder einer Erregerlast auszusetzen, damit das Immunsystem trainiert wird. Auch ein guter Vitamin-D-Spiegel ist besonders für ältere Menschen von besonderer Bedeutung. Das wären doch sinnvolle und kostengünstige Maßnahmen. Doch über all diese Zusammenhänge wird den Menschen nichts erzählt, das finde ich verwerflich. Wir können uns doch nicht unser Leben lang hinter einer Maske vor einem Virus verstecken. Wir sitzen da wie das Kaninchen vor der Schlange und warten auf die Erlösung, die Impfung, von der wir weder wissen, wann sie kommt, ob sie überhaupt allen hilft und welche Nebenwirkungen sie aufweist. Niemand spricht in diesem Zusammenhang über die schädigenden Wirkungen von Aluminium und Quecksilber, die als Wirkstoffverstärker in vielen Impfungen enthalten sind. Niemand spricht im Zusammenhang mit der bevorstehenden Covid-19-Impfung darüber, dass es sich hierbei um einen RNA Impfstoff handelt, der in die menschliche DNA eingreift, und welche Langfristfolgen das haben kann. Wollen wir denn wirklich in Zukunft mit irgendwelchen Apps auf unseren Telefonen durch die Gegend laufen, die dann darauf hinweisen, dass unser Nachbar infiziert ist? Ob er überhaupt krank ist oder auch nicht, wissen wir nicht. Was macht das mit uns Menschen in Zukunft? Werden wir ein Volk, das misstrauisch seinen Nachbarn danach einschätzt, ob dieser möglicherweise krank sein könnte? Wollen wir Zugänge zu öffentlichen Einrichtungen von Gesundheitsdaten abhängig machen? Wollen wir nur noch mit einem Gesundheitsnachweis in andere Länder reisen dürfen? All das ist keine Utopie mehr, sondern zum Teil schon jetzt Realität. Nein, das können wir nicht wollen, denn es würde massive Einschränkungen der individuellen Freiheit eines Menschen bedeuten. Da ich in der DDR aufgewachsen bin, weiß ich, was es bedeutet, wenn der Staat in einer derartigen Art und Weise in das Leben der Bürger eingreift. Nein, das können wir alle nicht wollen. Deshalb ist es so wichtig, zu erkennen, dass die Beschäftigung mit der eigenen Gesundheit und deren Erhalt von so herausragender Bedeutung ist und den Einsatz von Zwangsmaßnahmen des Staates überflüssig machen würde. Wir müssen den Menschen aber auch ehrlich sagen, dass jeder Mensch eine Eigenverantwortung für seine Gesundheit besitzt. Diese können wir nicht dem Staat übereignen. Aber genau dieses Denken, dass ich selbst es bin, der für die eigene Gesundheit, die Verantwortung trägt, ist in unserer heutigen Gesellschaft viel zu gering ausgeprägt. Sicher ist eine der Ursachen für diese Vollkaskomentalität die Tatsache, dass wir alle in ein Gesundheitssystem einzahlen und deshalb viele Menschen automatisch Ansprüche auf die Entnahme von Leistungen ableiten. Niemand interessiert sich in so einem System für die Kosten, das ist zwar menschlich, aber nicht hilfreich. Denn die ständig steigenden Kosten solch eines Systems muss irgendjemand aufbringen und das sind nun einmal wir alle. Wie lange können wir uns diese Kosten noch leisten? Diese Frage wird die Zukunft ganz sicher beantworten, wenn wir nicht aufwachen und gegensteuern.

In der Zeit der Recherche zu diesem Buch bin ich auf viele Menschen gestoßen, ob Schulmediziner oder medizinische Laien wie ich, die eine andere Sichtweise auf Krankheiten und deren Behandlung gewonnen haben, als sie heute noch in weiten Teilen von der Schulmedizin vertreten wird. So sehe ich heute Arthrose nicht mehr als schicksalhafte Erkrankung des Alters oder durch zu hohe Belastung ausgelöst, sondern dank solcher Menschen wie Roland Liebscher Bracht oder Burkhard Hock zuallererst als eine Überlastung der Gelenke durch fasziale Verklebungen oder Verkürzung der Muskeln, die durch Bewegungsarmut ausgelöst wird. Wir sollten verstehen, dass sich unsere Muskeln immer der Belastung anpassen. Werden sie nicht gefordert, verkürzen sie sich. Es entstehen Spannungen, die verhindern, dass sich unser Gelenkknorpel normal regenerieren kann. Wir sollten deshalb daraus lernen, was Hund und Katze schon lange wissen, nach dem Aufstehen sollten wir uns dehnen, und zwar regelmäßig. Denn in unserem Skelettsystem mit Bändern, Sehnen, Faszien und Muskeln hängt alles mit allem zusammen. Verkürzen sich an einer Stelle unseres Körpers Muskeln, hat das immer auch Auswirkungen auf das gesamte System. Da wir in unserem durch zunehmende Bewegungsarmut geprägten Alltag aber oft die immer gleichen Bewegungen ausführen, ist es umso wichtiger, ausgleichende Übungen zu machen, die die weniger beanspruchten Muskelgruppen belasten, um das innere Gleichgewicht wiederherzustellen. Es ist aber auch wichtig zu verstehen, dass der Knorpel unserer Gelenke sich sehr wohl regenerieren kann. Was er dazu braucht, ist ausreichende Bewegung und die nötigen Nährstoffe, die wir mit unserer Nahrung aufnehmen oder gegebenenfalls durch Supplemente (Chondroitin, Glucosamin, Schwefel) zuführen. Besonders aber regelmäßige Bewegung erfordert Willen und die Erkenntnis, dass es dazu keine Alternative gibt. Ansonsten bleibt nur der allzu oft unnötige Weg zum Chirurgen, und wer will das schon. Zusammenfassend lässt sich sagen, dass Arthrose zuerst eine Krankheit der Muskeln und Faszien ist, die sich mit Osteopressur, Bewegung und regelmäßiger Dehnung gut behandeln lässt. Danach kommen die Nährstoffe, die der Knorpel braucht, um sich regenerieren zu können. Das sind in erster Linie Schwefel, Glucosamin und Chondroitin. Einen Versuch, diese Krankheit mit diesen Mitteln zu bekämpfen wäre es doch allemal wert.

Ein sehr schwieriges Thema ist der Krebs. Ich bin mir bewusst, dass kaum eine Krankheit so viel Angst erzeugt wie diese. All diejenigen, die versuchen, sich dieser Krankheit von einer anderen Seite zu nähern als von der Seite der Schulmedizin, mit dem Dogma der Chemotherapie, der Bestrahlung oder der Operation, werden als Scharlatane mit allen Mitteln bekämpft. Und doch denke ich, sollte man den Menschen sagen, dass die Mutationstheorie, die noch heute als Entstehungsursache von Krebs propagiert wird, schon vor Jahrzehnten durch Stevens und Ilmense widerlegt wurde. Warum spricht heute niemand mehr über Otto Wahrburg, der den Nobelpreis für seine Erkenntnis bekam, dass eine Zelle zur Krebszelle wird, wenn man ihr 30% Sauerstoff entzieht. Die Mutation der Zelle findet erst nach diesen Prozessen statt, ist also nicht die Ursache. Ich habe diesbezüglich viel von Lothar Hirneise gelernt, der sich seit Jahrzehnten mit dem Thema Krebs auseinandersetzt, weltweit alternative Krebsmediziner besucht und deren Behandlungsmethoden und Erfolgsquoten studiert hat. Hirneise ist der Ansicht, dass es sich bei Krebs nicht um eine genetische sondern um eine Stoffwechselerkrankung handelt. Die Ursachen von Krebs sind daher vielfältig, eines scheint aber mittlerweile klar zu sein und ist auch gut erforscht, dass eine der Hauptursachen für die Entstehung von Krebs in der Psyche zu suchen ist. Warum können wir nicht sachlich über die Erkenntnisse eines Dr. Hamer diskutieren, der die Theorie der Neuen Medizin entwickelte, die darauf aufbaut, dass der Krebs durch einen biologischen Konflikt entsteht. Damit ist ein Konflikterlebnisschock gemeint, auf den der Mensch nicht vorbereitet ist. Das kann beispielsweise der Tod eines Angehörigen sein, aber auch plötzliche Arbeitslosigkeit oder ähnliche Ereignisse. Aber auch langfristiger Stress oder Verlustängste können Auslöser dieser bis heute so gefürchteten Krankheit sein. Der Betroffene kann mit diesem Ereignis nicht umgehen und das Ereignis manifestiert sich in Form von Hamerschen Herden im Gehirn. Im Ergebnis dieser Kette entsteht Stress, der zu zellulären Veränderungen führt, die schließlich Krebs auslösen. Auch wenn diese These von der Schulmedizin heftig bekämpft wird, so muss doch gesagt werden, dass zahlreiche Ärzte weltweit auch heute noch Hamers Erkenntnisse in der alternativen Krebsheilung anwenden und dass Hamer immer wieder angeboten hatte, seine Erkenntnisse unter schulmedizinischer Aufsicht an Patienten nachzuweisen. Dieses Ansinnen wurde leider in Deutschland abgelehnt, obwohl Universitäten in Trnava, Wien und Düsseldorf seine Arbeiten bestätigten. Weitere Ansätze der Krebsentstehung sind die Mitochondrientheorie sowie die Adrenalintheorie nach Dr. Fryda. Die Mitochondrientherapie basiert auf dem Ansatz, dass die erniedrigte Spannung der Zellmembran dazu führt, dass zu wenig Sauerstoff in die Zelle gelangt. Das würde zum Zelltod führen, weshalb die Zelle auf Gärung umschaltet und jetzt den Zucker ohne Zufuhr von Sauerstoff vergärt.

Dieser Mechanismus dient dem Überleben der Zelle und somit dem Überleben der Spezies. Langfristig ist dieser Mechanismus allerdings auch tödlich. Genau dieser Mechanismus entspricht auch den Erkenntnissen von Otto Wahrburg oder Johanna Budwig. Die Adrenalintheorie basiert auf der Erkenntnis, dass krebskranke Menschen einen sehr niedrigen Adrenalinspiegel aufweisen. Dr. Fryda kam zu der Erkenntnis, dass der Körper durch dauerhaften Stress nicht mehr genug Adrenalin produzieren kann und deshalb die Zellen mit Zucker überhäuft werden. Dazu muss man wissen, dass Insulin dafür verantwortlich ist, dass der Zucker in die Zelle kommt und dass Adrenalin dafür zuständig ist, dass der Zucker aus der Zelle kommt. Auch hier startet die Zelle als Überlebensprogramm die Umwandlung in eine Zuckergärung, die zu hohen Zellteilungsraten (Tumor) führt, dem Körper jedoch kaum Energie liefert. Interessant ist dabei die Tatsache, dass es sich hierbei nicht einfach um eine Theorie handelt, sondern das Dr. Fryda jahrelang erfolgreich nach ihrer Theorie Patienten behandelte, doch wer hat jemals etwas vom erfolgreichen Wirken der Dr. Fryda gehört?

Wer an dieser Stelle noch Zweifel hat, dem empfehle ich Lothar Hirneises Buch „Chemotherapie heilt Krebs und die Erde ist eine Scheibe“ zu lesen. Hier erfahren wir sachlich fundiert die Vor- und Nachteile der schulmedizinischen Krebsbehandlung sowie die alternativen Methoden, die es durchaus gibt, die aber mit allen zur Verfügung stehen Möglichkeiten unterdrückt werden. Hier erfahren wir, dass der Tumor nicht die Krankheit, sondern nur das Symptom ist, und wir erfahren welche Auswirkungen eine Chemotherapie oder auch Bestrahlung auf unseren Körper eigentlich hat. Wer kann schon unterscheiden, ob der Patient am Krebs oder an den Folgen der Behandlung gestorben ist? Wer sagt uns schon, dass allein die Übermittlung der Diagnose Krebs unser Immunsystem herunterfahren lässt und dass die Chemotherapie das Immunsystem endgültig zerstört? Warum werden keine vergleichenden Studien über die Wirkungen der Standardtherapie im Vergleich zu alternativen Therapien gemacht? Wir lernen in diesem Buch, den Schrecken zu verlieren, den die Diagnose Krebs bei den meisten Betroffenen auslöst. Ich jedenfalls habe verstanden, dass nichts im Leben „alternativlos" ist, auch eine andere Form der Krebsbehandlung nicht.

Ein weiteres und aus meiner Sicht eher deprimierendes Kapitel sind die sogenannten Stoffwechselerkrankungen. Ob Herz-Kreislauferkrankungen, Diabetes, Schilddrüsenerkrankungen, Gicht, Osteoporose oder Hashimoto, sie alle gehören in dieses Krankheitsbild. Die Ursachen sind sicher vielfältig und doch basieren sie alle auf einem gestörten Stoffwechsel des Körpers. Dieser beruht aber zum großen Teil auf unserer Lebensweise. Es sind Störungen in der Umwandlung der Nährstoffe, die unser Körper braucht, um seine Funktion zu erfüllen. Die Ursachen dafür können vielfältig sein. So kann ein Mangel an bestimmten Nährstoffen auftreten oder auch ein Überfluss an bestimmten Stoffen im Körper vorhanden sein (Giftstoffe, Zucker). Es kann aber auch ein hoher, dauerhafter Stresspegel sein, der dazu führt, dass Zellfunktionen nicht mehr richtig ablaufen. Aber auch Bewegungsmangel (Lymphe) kann einen Einfluss auf unseren Stoffwechsel haben. Hier ist immer ein ganzheitlicher Ansatz sinnvoll. Wir müssen unsere Lebensweise hinterfragen, um zu erkennen, was bisher falsch gelaufen ist. Leider besteht der Ansatz der Schulmedizin in diesem Bereich häufig in Symptombekämpfung. Hier wird nicht die Ursache beseitigt, sondern die Auswirkungen auf den Körper gemildert. Das führt häufig zu lebenslanger Medikamenteneinnahme, die das Symptom zwar erst einmal bekämpft, langfristig, durch die Nebenwirkungen der Medikamente aber zum Teil neue Probleme verursacht. Wer spricht denn darüber, dass die Ursache von Osteoporose vielleicht auch ein gestörter Kalziumhaushalt des Körpers sein, kann der mit einem Mangel an Vitamin D und Vitamin K2 zu erklären ist? Wer erklärt den Menschen, dass ein hoher Cholesterinspiegel das Ergebnis unserer Lebensweise sein kann und durch Reduktion des Körpergewichtes, mehr Bewegung und den Ersatz von gesättigten durch ungesättigte Fettsäuren oder den Genuss von Grüntee positiv zu beeinflussen ist. Stattdessen nehmen wir Statine zu uns, die zwar den Cholesterinspiegel senken, dafür aber den Muskelzellen Energie rauben, zu Muskelschmerzen und damit zur Abnahme der körperlichen Leistungsfähigkeit führen.

Abschließend dazu noch ein paar Worte an alle Handynutzer. Mir ist schon bewusst, dass das Handy nicht mehr aus unserem Leben wegzudenken ist. Trotz allem sollten wir auch die negativen Folgen der exzessiven Handynutzung bedenken. So sollte uns bewusst sein, das unser Handynetz aus hochfrequenten elektromagnetischen Strahlen mit einer Sendeleistung von 800 und 2600 MHz besteht. Die Absorption dieser Strahlung führt im menschlichen Körper zu einer Erwärmung. Die Einflüsse der Strahlung auf das Erbgut der Zellen sind in gesetzlichen Grenzwerten nicht berücksichtigt. Hierzu sagt das Bundesamt für Strahlenschutz Folgendes: „Nach dem derzeitigen wissenschaftlichen Kenntnisstand reichen die international festgelegten Grenzwerte aus, um vor nachgewiesenen Gesundheitsrisiken zu schützen. Allerdings bestehen nach wie vor Unsicherheiten in der Risikobewertung, die durch das Deutsche Mobilfunk-Forschungsprogramm nicht vollständig beseitigt werden konnten. Diese betreffen insbesondere:

- Mögliche gesundheitliche Risiken einer langfristigen Belastung mit hochfrequenten elektromagnetischen Feldern durch Telefonate mit dem Handy bei Erwachsenen
- Die Frage, ob sich die Nutzung von Mobiltelefonen durch Kinder gesundheitlich auswirken könnte“

Die EU Studie „Reflex“ kam 2004 zu dem Schluss, dass durch Handystrahlung signifikante biologische Schäden an menschlichen Zellen (DNA) entstehen.

Es gibt zu diesem hochbrisanten Thema mal wieder keine einheitliche Studienlage. Allerdings sollte auch beachtet werden, dass ein Großteil der Studien, die keine Gesundheitsgefahr erkennen, von Institutionen in Auftrag gegeben wurden, die einen wirtschaftlichen Nutzen aus dem Handynetz ziehen. Hier ist also Vorsicht angebracht.

Deshalb sollte jeder Handynutzer sich der Gefahren, die durchaus vorhanden sind und mit Einführung des 5G-Standards vermutlich noch größer werden, bewusst sein. Deshalb sollte beim Telefonieren das Handy so weit als möglich vom Ohr weggehalten werden. Im Auto können die Insassen der Handystrahlung durch die Wirkung des Faradayschen Käfigs nicht entkommen. Im Schlafzimmer sollte sich überhaupt kein Handy befinden. Und wenn es schon als Wecker missbraucht wird (es gibt auch normale Wecker), dann sollte es zumindest auf Flugmodus gestellt sein um die Strahlung abzusenken. Und bitte, liebe Eltern, schenkt euren lieben Kleinen nicht schon zum achten Geburtstag ein Handy, der Gesundheit eurer Kinder zuliebe.

8. Zusammenfassung

Der Sinn dieses Buches sollte es sein, aufzuzeigen, dass eine gute und dauerhafte Gesundheit nicht an einem Punkt festzumachen ist. Es gibt nicht das eine Mittel, das uns auf die Schnelle die Gesundheit erhält. Gesundheit ist immer das Produkt vieler einzelner Faktoren, die unsere Lebensweise ausmachen. Dieses Produkt (Gesundheit) setzt sich aus unserem Denken, unserer Ernährung, unserer Darmgesundheit, unserer Abhärtung und bei Mängeln einer zusätzlichen Supplementierung bestimmter lebenswichtiger Mikronährstoffe sowie ausreichender Bewegung zusammen. Diesen Zusammenhang sollten wir verstehen, nur dann werden wir bereit sein, persönliche Konsequenzen für unsere Lebensweise zu ziehen. An dieser Stelle möchte ich auch noch einmal die Erkenntnisse des Bruce Lipton in Erinnerung rufen, der feststellte, dass es in unserem Unterbewusstsein abgespeicherte Verhaltensmuster sind, die verhindern, dass wir in der Lage sind, unser Verhalten zu ändern. Nur wer bereit ist, sich mit den Dingen zu beschäftigen und immer wieder darüber nachzudenken, nur der wird es schaffen, eine Verhaltensänderung umzusetzen. Diese Erkenntnis ist vielleicht die wichtigste, die ich mit diesem Buch vermitteln wollte. Denn letztlich ist es unser Unterbewusstsein, das unser Leben steuert und nur wenn es uns gelingt, dieses zu beeinflussen, werden wir eine Verhaltensänderung erreichen können, die dann zur Verbesserung unserer Gesundheit beiträgt. Letztlich sind es aber immer die vielen kleinen Veränderungen in unserem Leben, die zu einer Verbesserung der Gesundheit führen.

Nur wenn wir begreifen, dass unser Denken die Prozesse bis auf zelluläre Ebene beeinflusst, werden wir eine gute Gesundheit erreichen. Nur wenn wir verstehen, dass wir über unsere Nahrungsaufnahme, die Stoffe zuführen, die der Körper für funktionierende Stoffwechselprozesse braucht, bleiben wir dauerhaft gesund. Nur wenn wir akzeptieren, dass bestimmte Stoffwechselprozesse schlechter funktionieren, wenn wir älter werden und wir diesen Mangel durch bestimmte Stoffe ausgleichen können, haben wir die Möglichkeit, gesund alt zu werden. Nur wenn wir bereit sind zu verstehen, dass Stress der vielleicht bedeutendste Risikofaktor für die Entstehung von Krankheiten in der heutigen Zeit ist, werden wir in die Lage versetzt, unser eigenes Verhalten im Umgang mit Stress zu verändern. Mein Leitspruch zu diesem Thema lautet: „Rege dich nicht über Dinge auf, die du eh nicht verändern kannst."

Wir haben uns insbesondere in den entwickelten Industriesaaten in den vergangenen Jahrzehnten durch unsere Lebensweise über die Gesetze der Natur gestellt und glauben ernsthaft, das hätte keine Folgen. Jedoch hat es, wann immer der Mensch sich in der Geschichte über die Natur gestellt hat. zur Katastrophe geführt. Die Leistungsfähigkeit eines Volkes hängt dabei immer von seiner psychischen und physischen Leistungsfähigkeit der Menschen ab. Doch was machen wir stattdessen? Wir setzen unsere Kinder vor den Computer oder das Handy, füttern sie mit Süßigkeiten (weil wir es gut mit ihnen meinen) und verschonen sie vor allen anstrengenden körperlichen Aktivitäten im Haushalt, die zu einer gesunden körperlichen Entwicklung beitragen würden. Was für eine fatale Entwicklung, denn diese Kinder sind unsere Zukunft. Und was machen wir Erwachsenen? Wir leben diesen Lebensstil vor. Wir erfreuen uns über die tollen Entwicklungen der Forscher, die uns die Fernbedienung, den automatischen Rasenmäher, Alexa oder das neueste Handy beschert haben. Auch Amazon hat uns beglückt, das Paket kommt an die Tür – was für eine herrlich bequeme Welt. Was wir allerdings nur zu gerne übersehen, ist die Tatsache, dass wir immer fauler werden. Die Natur hat allerdings für unser Leben Bewegung vorgeschrieben, viel Bewegung. Je mehr sie uns fehlt, desto häufiger werden uns fasziale, muskuläre oder arthrotische Krankheiten heimsuchen. Wir sollten uns immer das Beispiel unserer Astronauten vor Augen halten, bei denen in der Schwerelosigkeit die Muskeln schrumpfen. Ihnen fehlt halt das Gewicht und der Körper reagiert immer auf die Umstände, denen wir unseren Körper aussetzen. Genau diese fehlende Bewegung ist der erste Sargnagel für unsere Gesundheit. Was ist nur aus uns Menschen geworden, dass wir Personal Trainer und Ernährungsberater brauchen, die uns erklären, wie wir uns bewegen und was wir essen sollen, um gesund zu bleiben. Wir müssen unseren Körper also regelmäßig fordern, sonst degeneriert er. Wir sollten alle Freiheitsgrade unserer Gelenke regelmäßig ausnutzen, damit sie nicht versteifen, und nur die regelmäßige Bewegung aktiviert letztlich unsere Lymphe und unser Immunsystem. Unser Immunsystem ist jedoch unsere stärkste Abwehrwaffe gegen Krankheiten. Wir müssen begreifen, dass unser heutiges Immunsystem vor Jahrtausenden entstanden ist, es ist nicht auf unser heutiges modernes Leben adaptiert. Deshalb ist es so wichtig, für ein gut moduliertes Immunsystem zu sorgen. Immer wieder wird der etwas verfälschende Begriff des „starken

Immunsystems“ verwendet. Neigt doch ein starkes Immunsystem zu überschießenden Immunreaktionen im Körper. Die Folge sind oft Allergien oder Rheuma/Arthritis. Dabei geht es eher um ein gut moduliertes Immunsystem, denn unser Immunsystem ist ein hochkomplexes System, das von vielen Faktoren abhängt.

Diese Einflussfaktoren wollte ich in diesem Buch darstellen und somit dazu beitragen, das Gesundheitswissen der Bevölkerung, das ich für eine Katastrophe halte, zu verbessern. Denn der weitverbreitete Glaube der Bevölkerung, dass nur der Arzt den Menschen heilen kann, ist schlicht falsch. Stattdessen sollten wir den Menschen klarmachen, dass zuallererst sie selbst es sind, die die Verantwortung für ihre Gesundheit tragen, niemand sonst. Der Körper selbst ist es, der eine Heilung herbeiführt, wenn er dafür die notwendigen Voraussetzungen vorfindet. Doch diese Voraussetzungen zu schaffen, bereitet mitunter etwas Mühe, wir müssen selbst aktiv werden und genau das fällt vielen Menschen so unglaublich schwer. Wir sind in der Masse einfach zu bequem geworden und dazu erzogen worden, unsere Verantwortung an den Arzt abzugeben, der soll es dann richten. Nur sind auch Ärzte keine Zauberer. Sie können mit der modernen Apparatemedizin, mit vielen Medikamenten und hochmodernen Operationsmethoden, besonders in der Notfall- und Intensivmedizin, hervorragende Ergebnisse erzielen und dafür müssen wir alle auch dankbar sein. Nur kann die Schulmedizin lediglich Symptome bekämpfen die Leiden lindern oder auch Schmerzen bekämpfen. heilen kann sich ein Körper jedoch nur selbst. Vor allem bei chronischen Krankheiten wie Arthrose, Herz- Kreislauf, Krebs oder Rheuma sind die Ergebnisse der schulmedizinischen Behandlung jedoch mäßig. Hier wäre eine stärkere Einbindung alternativer Heilverfahren aus meiner Sicht durchaus sinnvoll. Dies scheint jedoch aktuell politisch nicht gewollt und das ist sicher ein großer Fehler. Ich würde mir für die Zukunft ein besseres Zusammenwirken von Schulmedizin und Alternativ- bzw. Erfahrungsmedizin zum Vorteil der Menschen wünschen.

Schließen möchte ich dieses Buch mit dem berühmt (berüchtigt) gewordenen Ausspruch unserer Bundeskanzlerin, Frau Merkel, die im Zuge der Finanzkrise Griechenlands sagte, dass eine Rettung Griechenlands „alternativlos“ wäre. Wir wissen heute, dass dies eine politisch bedingte Falschaussage war. Im Leben ist nichts alternativlos, auch in der Gesundheit nicht. Es gibt im Leben immer eine Alternative, wir müssen sie nur sehen wollen. Das sollten wir alle verinnerlichen, dann steht einem gesunden Altwerden nichts im Wege. Und zu guter Letzt möchte ich alle Leser dieses Buches frei nach dem Buch von Albrecht Müller, „glaube wenig, hinterfrage alles, denke selbst“, dazu auffordern, den eigenen Verstand dazu zu benutzen, Dinge kritisch zu sehen, nicht alles zu glauben und auch einmal zu hinterfragen, ob die Dinge wirklich so sind, wie wir sie im Allgemeinen wahrnehmen. Das gilt auch für die in diesem Buch geschriebenen Zeilen. Wir alle leben nun einmal in einer Welt voller Manipulationen. Das muss nicht immer schlecht sein, es ist oft aber auch nicht im Interesse der Menschen, das muss man nur erkennen wollen.

Abschließend möchte ich mich bei Menschen wie Professor Spitz, Doktor von Helden, Professor Bruce Lipton, Doktor Johanna Budwig, Doktor Probst, Roland und Petra Liebscher Bracht, Robert Franz, Kai Brenner und Patrick

Strohbach bedanken, die mir die Augen geöffnet haben, für eine etwas andere, differenzierte Sichtweise auf das Leben im Allgemeinen und die Erhaltung der Gesundheit im Besonderen. Sie alle finden in der öffentlichen Berichterstattung zu Gesundheitsthemen praktisch nicht statt und hätten es doch verdient.

In Tabelle 12 sind noch einmal die wesentlichen Faktoren unseres Lebensstiles aufgeführt, die wir umsetzen sollten um gesund zu bleiben. Je mehr Haken in die rechte Spalte vom Leser gesetzt werden können, je höher sollte die Chance sein, ein gesundes Leben zu führen.

Führe ich ein glückliches Familienleben?	
Habe ich gute Freunde?	
Interessiere ich mich für meine Umwelt?	
Bin ich neugierig und wissbegierig?	
Vermeide ich langfristigen Stress?	
Bin ich mit mir und meinem Leben zufrieden?	
Bin ich sozial engagiert?	
Kann ich Dankbarkeit empfinden?	
Kann ich vergeben?	
Bin ich aktiv und gesellig?	
Liebe ich mich selbst?	
Bewege ich mich regelmäßig?	
Bin ich viel an der frischen Luft?	
Esse ich mehr Gemüse als Fleisch?	
Nehme ich überwiegend natürlich-biologische Nahrung zu mir?	
Vermeide ich Cola, Softdrinks, Limonade und Snacks?	
Esse ich nur wenig Zucker?	

Esse ich ausgewogen und abwechslungsreich?	
Habe ich eine gute Verdauung und regelmäßigen Stuhlgang?	
Esse ich regelmäßig pro- und präbiotische Nahrung?	
Führe ich regelmäßiges Heil- oder Intervallfasten durch?	
Habe ich schon einmal eine Darmsanierung gemacht?	
Nehme ich keine Antibiotika zu mir?	
Habe ich einen guten Vitamin D3 Wert (40 bis 70 ng/ml) ?	
Habe ich die Funktionsweise des Unterbewusstseins verstanden?	

Abb. 12

Quellenverzeichnis

(1) Gesundheitsbericht des Bundes 2014/2015
(2) Süddeutsche Zeitung 29.11.2016 „Wie viele Menschen Krebs bedroht“ aus Bericht des Robert Koch Institutes
(3) Robert Koch Institut „Zahlen und Trends aus der Gesundheitsberichterstattung des Bundes“
(4) ZDF Frontal 21: Interview bei Monitor „Das Pharma Kartell“
(5) Dr. Johanna Budwig in: „Der Tod des Tumors“ Bd.2
(6) August - September 2012 NEXUS 42 „Die Borax Verschwörung: Das Aus für die Arthroseheilung“ Walter Last
(7) Artikel von Harald Schuman in der „Zeit“ 12.12.2010 „Die Einflüsterer der Republik“
(8) Artikel aus „Berliner Ärzte“ 12/06
(9) Artikel von Ian Leslie in „Zeit Online“ 5.5.2016 „Die Zucker Verschwörung“
(10) Statistisches Bundesamt 21.03.2019
(11) Focus Online 22.12.2019 „Harvard Professor: Ein Denkfehler hindert viele Menschen daran, erfolgreich zu sein“
(12) Dr. Joseph Murphy „Die Macht ihres Unterbewusstseins“
(13) Doc Check Flexikon- Salutogenese
(14) https://aerzteblatt.de/ aaron antonovsky:vater der salutogenese,PP18, Ausgabe August 2019, S.366
(15) Axt P(2007) „Vom Glück der Faulheit“
(16) Abhärtung – Wikipedia
(17) Abhärtung: Stärkung des immunsystems/ Focus/ gesund leben 25.09. 2019

(18) https://www.filii.eu/ de/faq
(19) https:// rohspirit.de/ körper/barfuss-laufen-heilen-das erden- earthing-five- fingers 21.8.2019
(20) Wellnes Trust AG, SCIO Biofeedback/ Bioresonanz und die Körper- elektrik
(21) Arjun Walia, collective- evolution. Com
(22) Ernährung des Menschen- Wikipedia
(23) https:// das erste.de/ information/ wissen- kultur/ w- wie- wissen/ ernährungsstudien/ 10.12.2019
(24) https:// focus.de/ gesundheit/ news/ 400- millionen- datensätze- ausgewertet- mega- studie- räumt- mit- gen- mythos- auf
(25) https:// bmi-rechner.net> zucker-tabelle
(26) https:// t-online.de> gesundheit> ernährung> fructose oder saccarose
(27) https:// onmeda.de> naehrstoffe> eiweiss>funktion im-körper 03.04.2019
(28) https:// fit for fun: zu viel eiweiss: so reagiert der Körper auf eine überdosis protein
(29) wikipedia- trans fettsäuren
(30) Dr. Johanna Budwig- Die Original Öl- Eiweiss- Kost
(31) https:// zentrum-der- der- gesundheit.de/ gesättigte fettsäuren
(32) https:// brainperform.de/ gesättigte-fettsäuren- gesund- oder- ungesund
(33) Pub Med: jama 2005 Nov 16: 294(19): 2455-64 Appel/Sacks/Caray Effects of protein monosaturated fat, and carbohydrate intake of blood pressure and serum lipids: results oft he omni heart randomized trial
(34) Pub Med: Ann Nutr Metab. 2011 Oct, 58(4)Schwingshackl/Stresser B/ Hoffmann G/ Effects

of monounserated fattyacids on glycaemic control in patients with abnormal glucose metabolism: a systematic review an meta analysis
(35) Pub Med: Circulation 1999 Feb 16;99/ de Lorgeril M/ Salen P/ Martin JL/ Mongaud/Delaye/ Marnette/ Mediterranean diet, traditional risk factors, and the rate of cardiovascular complications after myocardial infarction: final report oft he lion diet heart study
(36) https:// lebensmittel- naehrstoffe. De/ lebensmittel- mit- einfach- ungesättigten- fettsäuren
(37) Raimund von Helden- Gesund in sieben Tagen
(38) https:// ein- langes- leben.de/ einleitung/ 12- mineralien- spurenelemente- mehr- gesundheit- mit- der- mikromineralien- ur- essenz
(39) https:// focus.de/ gesundheit/ ernährung/ alt- und- glücklich- obwohl- sie- reis- und- fleisch- essen
(40) Jiaogulan- Das große Jiaogulan Buch
(41) https:// tagesspiegel.de/ wissen/ gesundheits- debatte- ist- milch- nun- gesund
(42) Jenifer di Noia- Defining Powerhouse Fruits and Vegetables: A Nutrient Density
(43) https:// ndr.de/ Die Ernährungs- Docs/ 15.01.2018/ Entzündungshemmende Inhaltsstoffe von Nahrungsmitteln
(44) https:// mdr.de/ wissen/ darmhirn
(45) https:// omni- biotic.com/at/blog/starkes- immunsystem
(46) Ruediger Dahlke- Schutz vor Infektionen
(47) https:// focus.de/ gesundheit/ gesundleben/ fitness/ intervallfasten

(48) https:// spiegel.de/ spiegelwissen/d- 119150775html 2013
(49) Uwe Gröber- Die wichtigsten Nahrungsergänzungsmittel
(50) Osd- ev. Org/ osteoporose- therapie/ osteoporose-ernährung/ vitamin- K-K2
(51) Red Grape Seed Extract improves Lipid profiles Journal of Medicinal Food, Vol. 16 No 3 11.März 2013
(52) Effect of a novel dietary supplement on skin aging in post- menopausal women/ European Journal of Clinical Nutrition 60,1201- 1206 (2006)
(53) The effect of grape seed extract on the pharmacokinetics of dextro methorpham in healthy voluntears / European Journal of Clinical Pharmacology 69, 1883- 1890(2013)
(54) Effect of grape seed extract in Typ 2 diabetic subjects at high cardiovascular risk a double blind randomized placebo controlled trialmexamining metabolic markers, vascular tone, inflammation, oxidative stress and insulin sensitivity/ Diabet Med 2009 May; 26(5) doi: 10.1111/j 146- 5491.2009
(55) https://Verbraucherzentrale.de/wissen/lebensmittel/nahrungsergaenzungsmittel/ coenzym- q10
(56) https://aezteblatt.de/nachrichten/54539/herzinsuffizienz- coenzym q10- senkt- sterblichkeit
(57) https://.uniklinik- freiburg.de/fileadmin/ mediapool/08_intitute/ rechtsmedizin/pdf/ addenda/ methylsulfonylmethan

(58) https://klinikum.uni-heidelberg.de/chirurgische-klinik-zentrum/ allgemein- viszeral-transplantationschirurgie
(59) https:// sulforaphan.org/ suforaphan- wirkungen-einsatzgebiete
(60) Codex Humanus- Das Buch der Menschlichkeit